Veröffentlichungen aus der
Forschungsstelle für Theoretische Pathologie

(Professor Dr. med. Dr. phil. Dr. h. c. H. Schipperges)

der Heidelberger Akademie der Wissenschaften

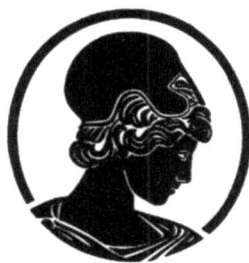

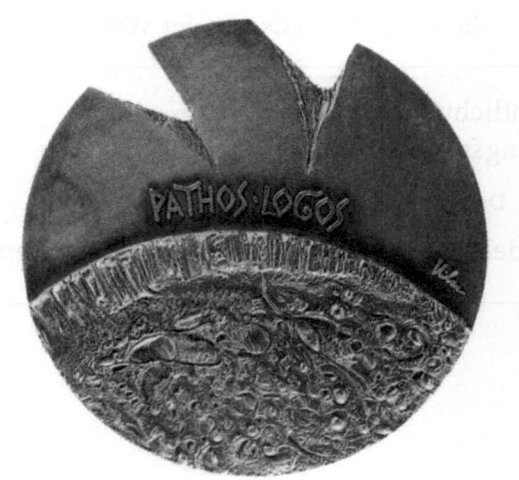

Volker Becker

Pathologie

Beständigkeit und Wandel

Mit einem Geleitwort von Wilhelm Doerr

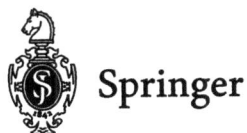 Springer

em. Prof. Dr. Volker Becker

Pathologisch-Anatomisches Institut
der Universität Erlangen-Nürnberg
Krankenhausstr. 8–10
91054 Erlangen

Die Deutsche Bibliothek - CIP-Einheitsaufnahme

Becker, Volker:
Pathologie : Beständigkeit und Wandel / V. Becker. Mit einem
Geleitw. von Wilhelm Doerr. - Berlin ; Heidelberg ; New York
; Barcelona ; Budapest ; Hongkong ; London ; Mailand ; Paris ;
Santa Clara ; Singapur ; Tokio : Springer, 1996
(Veröffentlichungen aus der Forschungsstelle für Theoretische
Pathologie der Heidelberger Akademie der Wissenschaften)
ISBN-13:978-3-642-80122-8

ISBN-13:978-3-642-80122-8   e-ISBN-13:978-3-642-80121-1
DOI: 10.1007/978-3-642-80121-1

Spin: 10530489   20/3143-5 4 3 2 1 0 - Printed on acid-free paper

Zum Geleit

Dies ist eine neue Form der Geschichte der Pathologie. Eine institutionalisierte Pathologie hat sich im 19. Jahrhundert entwickelt. Die abendländische Krankheitsforschung ruht auf dem Werk von drei überragenden Forschern: Jean Cruveilhier (1791–1874), Carl v. Rokitansky (1804–1878) und Rudolf Virchow (1821–1902). Aber auch sie standen natürlich auf den Schultern ihrer Vordermänner. Wer dies genauer wissen will, lese den Briefwechsel zwischen Giambattista Morgagni und Albrecht v. Haller (1745–1768). Tatsache ist, daß die Medizin als Wissenschaft geprägt wurde durch den Entwicklungsgang von der *Naturphilosophie* zur *Naturgeschichte* und weiter zur *Naturwissenschaft*. Hier setzt V. Becker, der em. Ordinarius der Allgemeinen Pathologie und pathologischen Anatomie an der Friedrich-Alexander-Universität in Erlangen, ein. Er analysiert die Vorgänge als solche, macht klar, daß und welche inneren Bezüge bestehen zwischen allgemeiner Kultur, wissenschaftlicher Heilkunde und Wandlungen sog. Weltanschauung. Der Forschungsgegenstand blieb „beständig", aber der Modus der Auseinandersetzung erfuhr vielfache Wandlungen. Jene betrafen die Wertigkeit der Krankheitsauffassung, die phänomenologische Interpretation der Krankheitsbilder, das Methodenrepertoire bei diagnostischen, aber auch therapeutischen Bemühungen. Natürlich können einen Wandel erfahren (1) Krankheiten unter dem Einfluß einer bestimmten Therapie, (2) die erkrankte Population, etwa unter dem Einfluß exogener, z.B. alimentärer Bedingungen, (3) der Arzt in seiner Ausbildung und (4) terminologische Begriffe. Gerade die Erfolge der Therapie werden häufig durch einen Panoramawandel im klinischen Alltag, besonders auch im Sektionsgut, charakterisiert.

Becker stellt neben die „Normalwissenschaft" den „Paradigmenwechsel". Das Beständige sei der Wandel, ein Paradigmenwechsel aber sei einer Revolution vergleichbar. Die Untersuchung Beckers, die man als eine Struktur- und Funktionsanalyse verstehen kann, umfaßt die Zeit von der Jahrhundertwende bis zum Ende des 2. Weltkrieges. Zum Paradigmawechsel gehört der „neue Gedanke", eine neue Theorie und damit das Verwerfen der bis dato gültig gewesenen Vorstellungen.

Becker führt an der Sichtbarmachung des Lebenswerkes von sechs hervorragenden Vertretern der Pathologie in Deutschland aus, welche Entwicklungszüge charakteristisch waren. Dabei erfährt der Leser, welche subtile Kenntnis der Verfasser hinsichtlich des Lebens, der Arbeit, der Reifungskrisen der Gewährsmänner besitzt. Ideen und Probleme erschienen dem Verfasser „wie Schlüssel und Schloß". Auch die schönste Beobachtung müsse den günstigsten Augenblick finden, sonst würde ihre Bedeutung gar nicht begriffen. Wer das „Kaufmannsche

Lehrbuch" intus habe, verstehe etwas von pathologischer Anatomie, wer „den Aschoff" studiert habe, wisse sehr viel von der Medizin als Heilkunde. Becker kennt und liebt das Detail, seine Charakterisierung der hervorragenden Fachkollegen bedient sich „geflügelter Worte" und einprägsamer Anekdoten. Die Krönung des mit unendlichem Fleiß und Geduld erarbeiteten Werkes stellt die Meinungs-Erforschung der Erlanger Fakultätsmitglieder dar: Becker frug nämlich, welche drei große Entwicklungen ihr eigenes Fach in den letzten 30 Jahren durchgemacht habe. Die Antworten sind lesens- und beherzigenswert. Für uns Pathologen (im engeren Sinne) ist die Abkehr von der phänomenologischen zur ätiologischen Betrachtungsweise, d.h. zu allem, was auf molekularer Ebene – bis hin zur Gentechnik – erschlossen werden kann, typisch. Das außergewöhnlich interessante Buch bearbeitet ausschließlich die mitteleuropäische Entwicklung der Krankheitsforschung. Wer je in der alten Zentralblattabteilung des Springer-Verlages gearbeitet hatte – Becker war in jungen Jahren ebendort aktiv –, weiß, daß sie sub specie pathomorphologiae berechtigt ist. Das Buch, das in die Hand eines jeden akademischen Lehrers unseres Faches gehört, liest sich für den, der die Elemente sog. Gestaltphilosophie begriffen hat, leicht – für den, der nicht eingedacht sein sollte, mit leichter Anstrengung. Aber gerade diese ist, weil in ihren Ergebnissen einprägsam, wichtig. Die Liebe des Verfassers zu unserem Fach ist überzeugend, sie verdient Bewunderung.

Heidelberg, am 15. November 1995   Wilhelm Doerr

Inhaltsverzeichnis

1 Beständigkeit und Wandel – eine Einleitung

Wandel – das ist das Leben! Wandel liegt im Wesen des wissenschaftlichen Fortschrittes. Neu entdeckte Fakten ergeben in der Wissenschaft den Wandel, so daß sowohl das Ergebnis als auch das zu beackernde Feld sich ständig wandeln. Wieviel (alles!) ist anders geworden!

Jedes neue Ergebnis einer Untersuchung führt zu einem Wandel der Auffassung, des Untersuchungsansatzes, führt zu einer Änderung des Experimentes. So bringt jedes wissenschaftliche Journal – sozusagen jeden Tag – den Akzent eines Wandels der eigenen wissenschaftlichen Arbeit. Jede neue Methode führt zu einem Wandel, vielleicht zu einem neuen Gebiet, das durch „gewöhnliche Wissenschaft", durch „Normalwissenschaft" (Th. S. Kuhn) erfüllt werden muß.

Und doch, um den *Wandel* zu vollziehen, bedarf es der *Beständigkeit*. Beständigkeit in doppeltem Sinne: Der Forscher, der einen gewissen Sachverhalt ausarbeitet, muß eine Beständigkeit des eigenen Forschens zeigen, wenn er zum Ziele kommen will.

Auch bei der Sache, bei dem zu behandelnden Gegenstand, muß man mit der Beständigkeit des Ausgangspunktes rechnen können. Nur das Bestehende, das Gefestigte kann abgewandelt werden, kann als Basis eines Neuen dienen.

Beständigkeit ist etwas anderes als Stetigkeit. Stetig kann und muß der Wissenschaftler auch sein, stetig in seinem Fleiß, seinem Eifer – und in seiner Beständigkeit, ein „rocher de bronce" im Wandel. Die Beständigkeit ist mehr einem Ziel, die Stetigkeit einem Menschen zugeordnet. Beständigkeit bedeutet das vernünftige Festhalten an einem Ziel. Die Beständigkeit in dieser Zielansprache braucht immer neue Wege mit Phantasie, die der Gefahr der Phantasiererei entgeht.

Bei dem alltäglichen wissenschaftlichen Wandel – dem erwähnten Zeitschriftenartikel – sind nur vereinzelt wirklich große Wandlungen zu erwarten. Man kann – hinterher – vom unmerklichen Wandel sprechen. Beständigkeit und Wandel sind die beiden Seiten einer Medaille. Beständigkeit und Wandel sind Symmetrie-Phänomene. Beständigkeit ist für die Wissenschaft ebenso essentiell wie der Wandel.

Ein Gelehrter, der *nur* dem Wandel nachgeht, ist dauernd im Fluge und dadurch wankelmütig. Der scheinbar unmerkliche Wandel der Wissenschaft kann nur assimiliert werden, wenn er aufbaut auf dem beständigen Grundgedanken, dem beständig verfolgten Ziel – dann wird ein Bau daraus.

A. Zenker, der Erlanger Pathologe, hat vor über 100 Jahren fern von allem Gehetze von den *Kärrnern* gesprochen, die die Steine liefern. Werden zu viele und ungeordnet unbehauene Steine herangeschleppt – ohne den Blick des Baumeisters für das Bestehende und Beständige – dann liefern sie einen Steinhaufen. Ist aber ein Wissenschaftler mit Überblick – und Beständigkeit – dabei, so kann er aus den zugelieferten Steinen ein Gebäude errichten. Zenkers Schüler und Nachfolger, Gustav Hauser, ergänzte das Bild (in seinen Lebenserinnerungen), indem er außer von Kärrnern auch noch von Steinmetzen spricht, die unter Umständen eine nur oberflächliche Verschönerung vornehmen.

Beständigkeit und Wandel in der Wissenschaft sind untrennbar miteinander verknüpft; *Beständigkeit* als Basis für jeden weiteren Fortschritt und zugleich erste Pflicht des Forschers – daher für ihn und für die Sache unverzichtbar. *Wandel* als Folge der Erkenntnis, als Folge einer neuen Methode, einer neuen Denkweise. Beständigkeit und Wandel – Säulen, die die Wissenschaft ausmachen. Ohne sie keine Diskussion – ohne Diskussion, die Wirkschraube der Debatte, keine Wissenschaft.

Warum *beginnt* unsere Studie am Anfang unseres Jahrhunderts? Im 19. Jahrhundert erlebte unser Fach – und damit die damalige Medizin – einen wirklichen Paradigmawechsel (im Sinne von Th. S. Kuhn) durch den Wandel von der Naturphilosophie zur Naturwissenschaft. Das letzte Jahrhundert war mit Pathologischer Anatomie, Bakteriologie und Physiologischer Chemie *Pionierzeit*. Die medizinische Wissenschaft hatte gleichsam alle Hände voll zu tun, um die neue naturwissenschaftliche Basis mit den neuen Erkenntnissen, mit Details – und auch mit der Auswirkung auf die ärztliche Tätigkeit, die behandelnde Medizin, – auszufüllen. Die Zunahme des damaligen Beobachtungsgutes – vor allem der Speziellen Pathologie – brachte aus dem vermehrten Untersuchungsgut vermehrt Fragestellungen für die Allgemeine Pathologie, mehr Probleme für die Experimentelle Pathologie.

Während die unablässige Sammlung speziell pathologischer Sachverhalte an allen Orten den Humus für allgemein-pathologische Probleme abgab und gibt, sprang der Funke allgemein-pathologischer Grundlagenforschung auf spezielle Probleme über. So wurde Grundlagenerkenntnis zum Motor klinischer Fragestellungen.

Der Übergang von der so reichlich sich bietenden Speziellen Pathologie zu der Allgemeinen Krankheitslehre ist trotz Lippenbekenntnissen und Titeleien – der Lehrbücher, der Zeitschriften, der Institute – ungeheuer schwer gewesen und heute in der Zeit der Subzellular-Pathologie auch nicht überall und innerlich vollzogen.

Etwa um die Jahrhundertwende war ein gewisses Plateau erreicht, die aufstrebende Wissenschaft war konsolidiert. Die Nach-Virchow-Pathologie hat zumeist in Deutschland ihren Mittelpunkt gehabt und ihre charakteristische Entwicklung genommen. Zwar ist selbstverständlich in anderen Ländern, vor allem in USA und Japan, eine eigene Entwicklung unserer Wissenschaft vonstatten gegangen, der Kern war zu damaliger Zeit aber dennoch Europa.

Warum diese Studie über Beständigkeit und Wandel des Faches Pathologie in der Mitte unseres Jahrhunderts – praktisch mit dem Zweiten Weltkrieg – *abbricht*, hat äußere und innere Gründe. Der Zweite Weltkrieg – und im gewissen Sinne auch die Jahre vorher – brachten einen derart radikalen Wandel, eine Verschmälerung - „Spezialisierung" - der Forschungsrichtungen, einen Einbruch in die Entwicklung unseres Faches, schließlich eine Isolierung von der weltweiten Forschung - zugleich eine Verlagerung aller Schwerpunkte der Forschung in die USA.

Alle Aspekte haben sich gewandelt. So groß die Aktivität aller wissenschaftlichen Forschung auf allen Gebieten - auch auf dem der Pathologie - in den Zwanziger und Dreißiger Jahren gewesen ist, diese Epoche endet mit Ausbruch des Zweiten Weltkrieges und der dadurch bedingten Umstellung auch des universitären Lebens. Sicher waren vorher in Deutschland schon große Einbrüche erfolgt. Ich erwähne nur den Verlust der jüdischen Forscher und Lehrer.

Mit Kriegsausbruch kam der gewaltige Verlust an wissenschaftlicher Potenz an den Universitäten: Durch den Heeresdienst entscheidender Köpfe, durch die Unmöglichkeit wissenschaftlicher Verbindungen, durch die Armut der Institute an Hilfskräften und freien Gehirnen: Wenn man eine Nacht im Luftschutzkeller mit vielen anderen zusammengepfercht verbracht hat, ist am nächsten Morgen der Kopf nur selten klar für ein wissenschaftliches Projekt.

Kurz: Die Entwicklung der Wissenschaft in der ersten Hälfte unseres Jahrhunderts endet mit dem Krieg - es gibt Annahmen, daß diese Zäsur schon vorher zu setzen wäre.

Man sollte aber nicht vergessen, daß auch in diesen Rumpfinstituten unter ärmlichen Bedingungen im Krieg und vor allem nach dem Krieg mit einem ungeheuren Fleiß gearbeitet wurde. Sicher hat sich dieser Fleiß zu einem großen Teil in Kleinigkeiten erschöpft, denen man heute - und damals schon in anderen Ländern - keinen Gedanken widmet, aber es bestanden nach wie vor das Bedürfnis nach Wissenschaft schlechthin und der Drang, sich wissenschaftlich zu äußern.

Aus wirklich ärmlichsten Instituten, aus wahren Ruinen zeigte sich nach dem Krieg das vitale Bedürfnis nach Forschung. Es war bei jungen Wissenschaftlern eine Masse von Plänen während des Krieges angesammelt worden, die alle einmal verwirklicht werden sollten, wenn es wieder möglich sei - zum anderen war eine Unmenge von Beobachtungsgut und Erfahrungsschätzen in den Lazaretten, den Kriegsprosekturen, den leeren Labors angesammelt worden.

Dies alles war der Humus, auf dem sich das neue Pflänzchen Wissenschaft entwickeln wollte. Allerdings waren viele, die gerne sich der Wissenschaft widmen wollten, zunächst damit beschäftigt, ihre persönlichen Angelegenheiten (Entnazifizierung) zu ordnen und für ihre Familien das nötigste an Nahrungsstoffen herbeizuschaffen. Es hieß oft: Das Herz ist bereit, der Kopf voller Gedanken, aber der Magen leer - und es war nötig, zuerst diesen zu befriedigen.

Zur gleichen Zeit trat unabhängig von den Verhältnissen in der Pathologie ein Wechsel der Schwerpunkte in der gesamten Medizin ein. *Das Zeitalter der Pathologischen Anatomie wurde abgelöst durch das der Therapie.*

Unser Fach wurde aus dem Mittelpunkt verdrängt, in dem es zu Anfang des Jahrhunderts zweifellos gestanden hatte. Die Klinik hat die Therapie erarbeitet. Es begann mit Salvarsan, ging weiter mit der Herztherapie - Strophanthin -, ging gewaltig voran durch die (von dem Pathologen Domagk entwickelte) Sulfonamidtherapie und führte in das Zeitalter der Antibiotika und Chemotherapie – um nur einiges zu nennen.

Damit wandelte sich auch die Aufgabe der Pathologie, ja es gab erneut einen Umbruch: Die histopathologische Diagnostik drang intensiv und schwerpunktmäßig in die klinische Diagnostik und in die Therapiekontrolle ein und wurde ein integrativer Teil der Klinik, fast möchte man sagen: wurde eine klinische Methode.

Diese Entwicklung war in den USA schon seit Jahren voll im Gange, unsere Pathologie entsprach nicht dem Standard der Zeit. Sie mußte lernen und aufholen, was inzwischen in der Welt geschehen und erforscht war, wie vieles „anders" war, als man sich es vorgestellt hatte, *wie sich vieles gewandelt* hatte. Man mußte sich eine Menge von Methoden aneignen, die „draußen" zur Routine geworden waren. Man mußte sich erst den Erkenntnisstand des eigenen Faches erobern und nachholen, immer nur nachholen.

Dazu kam, daß die Forschungsstätten in Deutschland zerstört oder, soweit erhalten, rettungslos veraltet waren.

Da die Sprecher der Studentenrevolution der endenden 60er Jahre in Rückblick auf diese Jahre der deutschen Universität und den dafür zuständigen Regierungsstellen vorwarfen, sie hätten für die Entwicklung der Universitäten nach dem Kriege nichts getan, vergaßen sie, daß zuerst der Ausgangspunkt einer geordneten Arbeitsstätte geschaffen werden mußte, daß also erst die Ausgangsbasis, der Punkt Null, aus dem Negativen herausgearbeitet werden mußte. Dies ist vielörtlich und vielfältig geschehen – je nach der personellen, wirtschaftlichen, baulichen und universitären, das heißt forschungsgemeinschaftlichen Möglichkeit in ganz unterschiedlicher Weise erfolgt.

Es wird einer zukünftigen wissenschafts-geschichtlichen Betrachtung überlassen bleiben, diese Entwicklung – zusammen mit der zeitlich versetzten, aber grundsätzlich ähnlichen Entwicklung in den östlichen Bundesländern (ehemalige DDR) – auszuarbeiten.

Unsere Darstellung von Beständigkeit und Wandel der Pathologie wird daher mit dem Kriegsende abgeschlossen. Die Zeit von der Jahrhundertwende bis zum Ende des Zweiten Weltkrieges ist bereits Historie. Der Verzicht einer über die Jahrhundert*mitte* weitergehenden Aufarbeitung unseres Faches unter diesen Gesichtspunkten ist bedingt – eingestandenermaßen resignierend – durch die verwirrende Vielfalt dieser selbstverständlichen Akzentverlagerung von Europa weg nach Nordamerika und Japan.

Es ist leicht, aus heutiger Sicht viele Dinge als die „*stories from old Europe*" abzutun. Aber wir wollen diese zeigen, um darzutun, daß alle diese Probleme und Episoden, die Generationen von Forschern bewegten, ja erhitzten, den Wurzelballen für die heutigen Methoden und Ansichten bilden.

Die Entwicklung einer Wissenschaft kann an vielfachen Beispielen und Parametern betrachtet werden. Einzelne Forscher geben in ihrer Biographie ein Zeitbild. Die wissenschaftlichen Schulen, die Entfaltung der Zeitschriften und

Lehrbücher, bestimmte Begriffe und komplexe Sachverhalte spiegeln die Entwicklung eines Faches.

Es ist verständlich, daß bei der Begrenzung unseres Themas auf die erste Hälfte des 20. Jahrhunderts bei gewissen Sachverhalten nicht streng auf die zeitlich gesteckten Grenzen geachtet werden kann, sondern daß, im Blick auf die Herkunft und in Vorausschau der weiteren Entwicklung, ein Blick über das Zeitraster hinaus erlaubt sein muß.

Die gleiche Zeitspanne wird sorgfältig, vollständig und mit großer Sachkenntnis dargestellt von Walther Fischer und Georg B. Gruber in dem Buche „50 Jahre Pathologie in Deutschland – eine Festgabe an die Deutsche Gesellschaft für Pathologie". Dieses Werk entbindet mich von der Pflicht einer systematischen Berichterstattung. Ich brauche nicht vollständig zu sein, ich kann Einzelprobleme sachlicher und persönlicher Art verfolgen. Bei der notwendigen und oft schwierigen Auswahl haben naturgemäß persönliche Interessen des Verfassers und auch dessen Lebensabschnitte eine Rolle gespielt. Sicher sehen andere ganz andere Schwerpunkte, sicher hätten viele anders ausgewählt. Es liegt also eine persönliche Wertung der Schwerpunkte vor – damit zugleich ein persönliches Bekenntnis.

In der Wissenschaftsgeschichte haben Wandel und Beständigkeit in den letzten Jahrzehnten eine besondere Aktualität gewonnen. Th. S. Kuhn hat den Begriff des „Paradigmawechsels" und der „Normalwissenschaft" und die entsprechenden Sachverhalte herausgearbeitet. Paradigmawechsel und Normalwissenschaft sind lucide und extreme Begriffe für Wandel und Beständigkeit.

*

Ich werde zunächst den Begriff des Paradigmawechsels von Th. S. Kuhn in einem restriktiven Sinne auf unsere Wissenschaft anzuwenden suchen, dann anmerken, was *nicht* Paradigmawechsel in dem Sinne ist, wenn Wechsel, Zeitgeist, Moden, Methodenschub Ursachen für einen Wandel des Forschungsgegenstandes sind. Dabei wird sich herausstellen, daß das Beständige Wandel, Wechsel und Veränderung ermöglicht, im Gegensatz zu der Revolution des Paradigmawechsels. Erst durch Klärung und vielleicht Erklärung dieser Sachverhalte wird mein Anliegen deutlich werden, nämlich die Situation unseres Faches Pathologie in der ersten Hälfte des Jahrhunderts in mehr aphorismatischer Weise gleichsam zwischen dem Tod Virchows (1902) und dem Ende des 2. Weltkrieges darzustellen.

Entwicklungen und Zeitereignisse kann man schildern im Rahmen eines Zeitabschnittes oder in der Abfolge bestimmter Geschehnisse. Wir haben uns für eine Verquickung beider Aspekte entschlossen. Wir wollen die Entwicklung an einzelnen Schwerpunkten unseres Faches, unserer Wissenschaft in der ersten Hälfte unseres Jahrhunderts schildern. Es kommt uns nicht darauf an, die zeitliche Grenze großzügig zu verletzen, wenn es der Gesamtsicht dient. Wir greifen also zeitlich um uns, wenn es der Gegenstand erfordert.

*

Um einen kurzen, stichwortartigen Überblick über die folgenden Jahre in der Medizin schlechthin zu geben, wird angefügt das Ergebnis einer *Umfrage* bei meinen Fakultätskollegen, denen ich für die freundliche Beantwortung ganz besonders danken möchte.

Ich hatte gefragt, welche drei großen Entwicklungen sie in ihrem Fache in den letzten 30 Jahren miterlebt hatten – und welche Sorgen sie in der Zukunft sähen. Die Ergebnisse der Umfrage sind im allgemeinen und im einzelnen nicht nur medizinhistorisch, sondern geradezu kulturhistorisch interessant und rechtfertigen eine Mitteilung im Anschluß an „Beständigkeit und Wandel in der Pathologie" – weil sie zeigen, daß es sich in allen Fächern um gleiche oder ähnliche Wandlungen handelt, die je nach Methodenlage und der Altersentwicklung der einzelnen Disziplinen different sind.

2 Wandel und Paradigmawechsel

Die Medizin ist Ausdruck und Verbundenheit der allgemeinen Kultur. Jede Wandlung im medizinischen Denken *kann* bedingt sein durch die Wandlung der Weltanschauung ihrer Zeit. Das klassische Beispiel dazu bietet die Etablierung der romantischen Medizin unter dem Einfluß der romantischen Philosophie. Beide, Medizin und Philosophie einer Zeit, beeinflussen einander und gleichen sich einander an. Die Pathologie ist im Wandel des letzten Jahrhunderts Vorreiter der Medizin gewesen und bildet ein Beispiel des geschichtlichen Vorganges.

Das Wort Wandel ist vom gleichen Stamm wie das Parallelwort Wandern – das ein Fortschreiten, einen „Fort-Schritt" deutlich macht. Wenn man Wissenschaft mit konstantem Fortschreiten der Erkenntnis gleichsetzt, dann sind Beständigkeit und Wandel angesprochen. Zu dem allgemeinen Forschen, zum Fortschreiten gehört die Beständigkeit des Forschens und des Forschungsgegenstandes. Romano Guardini sagte: „Damit Ströme sein können, muß wenigstens etwas Bleibendes in ihm sein" – und „Nur die Ewigkeit ist ohne Wandel" (R. Guardini, 1939).

Der Wandel einer Wissenschaft – der Medizin im besonderen – vollzieht sich auf vielen Ebenen. Wandel kann sich vollziehen in der Krankheitsauffassung, im Wandel der Krankheiten selbst (Gestaltwandel, Panoramawandel), in Akzentverschiebungen im Verlauf einer Krankheit, im Methodenwandel, im Wandel der „Moden". Die *Krankheitsauffassung* wandelt sich mit der Kenntnis ihres Wesens, mit den Denkweisen einer Zeit (Schipperges 1993). Daß ein Wandel in der *Krankheitsauffassung*, in der Pathologie, der klinischen Medizin, in Therapie und Diagnostik auch in anderen Ländern – vor allem in USA – in ganz anderer Weise vor sich gegangen ist, ist selbstverständlich und bedarf keiner Erklärung.

Die *Krankheit selbst* wandelt sich. Der „Gestaltwandel der Krankheiten" ist von W. Doerr (1955), Doerr, Köhn und Jansen (1957) im einzelnen beleuchtet worden. Die individuelle Antwort des Patienten wandelt sich je nach Konstitution, Lebensalter, Allgemeinzustand, Dispositionsverlagerung u.v.a.m. Ich erinnere an die „Schübe" bestimmter Krankheiten, deren Kommen und Gehen von der individuellen Dispositionsverlagerung abhängen – z.B. beim Rheumatismus, bei der Tuberkulose, der Ulkuskrankheit, vor allem bei den Autoimmunkrankheiten (Multiple Sklerose). Hier ist die Krankheit das Beständige, der Wandel liegt in der derzeitigen Reaktionsweise. Andererseits kann sich der Erreger verändern und in seiner Pathogenität unterschiedlich sein. Dies mag ein Grund dafür sein, warum Epidemien in unterschiedlicher Virulenz über die Bevölkerung hinweggehen, dann aber nach bestimmter Zeit abebben.

Ist dieser Auffassungwandel der wahre Grund für die Krankheitsdefinition der WHO – oder hat die Schaffung der WHO-Definition für jenen Ansichtswechsel die Verantwortung (V. Becker 1995)? Während des Ablaufs einer Krankheit kann es zu einer *Akzentverschiebung* kommen, die u.U. zu einem katastrophalen Ende überleitet (V. Becker u. Mitarb. 1977), d.h. die im gewohnten medizinischen Gleichklang ablaufende Krankheit kann durch eine zusätzliche Erkrankung, durch eine Zweitkrankheit, durch eine Komplikation, durch dissipative Erkrankungen (V. Becker, 1993) verändert, abgelenkt, gewandelt werden. Oft ist der Wandel der Wissenschaft bestimmt durch den *Methodenwandel,* ja durch einen Methodenschub. Mitunter werden dadurch ganze Fächer hervorgehoben, wie z.B. die Endokrinologie und auch die Immunologie. Der „rein technische" Wandel der Medizin in Klinik und Pathologie hat eine tiefgreifende Veränderung der Krankheitsansicht nach sich gezogen. Auch der *Charakter eines Faches* kann sich wandeln nicht nur, in dem sich die Schwerpunkte verschieben, sondern auch wegen des äußeren Ansehens. Andere verwandte Fächer gewinnen an Aktualität und schieben z.B. die anerkannt zentral stehende Pathologie an den Rand. Wandel umfaßt also grundsätzliche Dinge, aber auch Kleinigkeiten, Zeitgeschmack, äußere und innere Faktoren eines Krankheitsverlaufes.

Eine andere Form des Wandels kommt vor allem in der Öffentlichkeit durch. Immer wieder wird von der „Krise" der Medizin, auch der Pathologie gesprochen. Diese – von außen, von den anderen gesehene – Krise ist Zeichen des lebendigen Wirkens eines Faches. Neue Erkenntnisse durch geniale Forscher, vor allem durch umfassende und umstürzlerische Methoden, durch kritische Diskussionen auf Symposien und Workshops und viele andere „Lebenszeichen" kommen anderen – Außenstehenden – wie eine Krise vor. „Krise" und „Kritik" – das sind gleiche Worte, wenn auch „kritisch" (was wir sein wollen) und „krisenhaft" (was wir nicht sind) ganz andere adjektivistische Entwicklungen genommen haben. Es wandelt sich die Fachauffassung (praktischer Art), die Sachauffassung (in abstrahierter Form) und die Begriffsauffassung (theoretisch und verallgemeinerte Nomenklatur). Diese Akzentverschiebung hat nicht nur eine unüberschaubare Fülle von Aktivitäten und Ergebnissen gebracht, sondern auch eine Verlagerung der Schwerpunkte ergeben. Dies wird in unserem Fache deutlich in der mangelnden Achtung vor der klinischen Obduktion einerseits und in der lawinenartigen Zunahme der histopathologischen Diagnostik andererseits. Dabei ergibt sich deutlich die Veränderung des Faches durch die neu gewonnenen Anforderungen der Klinik. Die klinischen Methoden von Punktion, Biopsien, Endoskopie, Exfoliativzytologie und Zytologie von Körperflüssigkeiten ergaben ein anderes Spektrum der Forderungen und der klinischen Bedürfnisse.

Damit muß eine Abgrenzung gegenüber den „Wandelformen" erfolgen, unter die eine Wissenschaft geraten kann. Es ist liegt auf der Hand, daß die Medizin als Ganzes und auch das Fach Pathologie Einflüssen „von außen", von Gesellschaft, von dem Gesetzgeber, dem „Zeitgeist" ausgesetzt sind.

Die Betrachtung des Wandels unserer Wissenschaft in der ersten Hälfte unseres Jahrhunderts eignet sich deswegen, weil der Beginn des Jahrhunderts durch die gefestigte naturwissenschaftliche Auffassung der Krankheitslehre mit dem

Einsatz von pathologischer Anatomie, Bakteriologie, der Biochemie, der Serologie und „Immunitätsforschung" gekennzeichnet ist, sowie durch den Aufbruch der klinischen Medizin in die Aufgabe des Jahrhunderts: die Therapie.

Vor allem ist der Wandel unter dem Blickpunkt des „Paradigmawechsels" zu beleuchten, des Begriffes von Th. S. Kuhn, der die Wissenschaftsgeschichte so stark beeinflußt hat.

Paradigmawechsel

Thomas S. Kuhn (1973) hat die allgemeine Wissenschaftsgeschichte durch die Einführung des von ihm so genannten Paradigmawechsels bereichert. Er versteht unter dem Paradigmawechsel die *„wissenschaftliche Revolution"* einer Forschungsrichtung.

Dazu gehört:

Der *neue Gedanke* – die neue Theorie –

ferner das auf diesen neuen Erkenntnissen gegründete *Unverständnis der vergangenen Theorie*-Ära gegenüber, also das Verwerfen der früheren Vorstellungen.

„Ein Kennzeichen wissenschaftlicher Revolutionen ist, dass sie eine Neufassung der Lehrbücher erfordern" (Kuhn, 1974).

Es gehört ferner dazu die dann einsetzende *Masse von „normaler Wissenschaft"*, d.h. von Forschern, die die neue Richtung mit Einzelerkenntnissen erweitern, die die Plattform der neuen Basis erfüllen. Kuhn bringt die besonderen Beispiele der Wende der Welt-Anschauung mit Kopernikus und Kepler, die Wende der Physik durch Newton, durch Planck und Einstein, die „Revolution" der Chemie durch Lavoisier.

Ich will den philosophischen Streit um den Begriff des Paradigmawechsels von Th. S. Kuhn vermeiden, der sich um Karl Popper bildete und der in dem von Lakatos und Musgrave (1974) herausgekommenen Bericht ausgetragen wird, noch will ich den Begriff gleichsam skelettieren. Ein Unverständnis, ja der Streit um den Paradigmabegriff von Kuhn ist z.T. zu erklären durch die Verschiedenheit der Begriffe „Wissenschaft". Popper arbeitet naturgemäß mit dem Philosophie-Wissenschaftsbegriff. Andere setzen „Wissenschaft" gleich mit „Naturwissenschaft". Der Streit geht u.a. um den Begriff der „Normalwissenschaft".

Wie nötig „Normalwissenschaft" im Sinne von Kuhn in der Naturwissenschaft ist, ist jedem Fachmann klar, dem Philosophen allerdings geradezu widerlich. Eine eingehende Diskussion findet sich bei Stegmüller (1973).

Der Gedanke des Paradigmawechsels ist so hinreißend, daß die Gefahr besteht, daß der klar umrissene Begriff verwässert und auf einer niederen Ebene verbraucht wird. „Doch man kann die Wissenschaft wie auch die Entwicklung der Erkenntnis kaum verstehen, wenn man an der Forschung nur Revolutionen sieht, die sie *gelegentlich* hervorbringt" (Kuhn 1974). Wir können also zunächst sagen, *was* dem Paradigmawechsel im Sinne von Kuhn in unserer Wissenschaft entspricht. Dabei ist es nötig, um weiteren Mißverständnissen vorzubeugen, herauszustellen, was dem exakten Begriff des Paradigmawechsels *nicht* entspricht. Kuhn kennzeichnet den Begriff Paradigma als „disziplinäre Matrix". Das „Paradigma", das vom Worte her so nahe dem „Dogma" liegt, hat mit diesem weder im Sprachlichen noch im Sinngehalt etwas zu tun. „To paradeigma" ist im Griechischen das Beispiel, das Muster, das Vorbild, „To dogma" aber die Willensmeinung, der öffentliche Beschluß, die Verordnung.

Ohne auf die geistesgeschichtlichen, philosophischen und psychologischen Diskussionen einzugehen (vgl. Lakatos und Musgrave 1974, dort weitere Literatur, Stegmüller 1973, C.F. von Weizsäcker 1977) möchte ich einem *anwendungsorientierten* Paradigmabegriff das Wort reden. Wenn Kopernikus, Newton, Lavoisier die Beispiele für die Paradigmawechsel von Kuhn sind, dann ist in unserem Falle der *Übergang der Naturphilosophie in die Naturwissenschaft* der entscheidende Paradigmawechsel. Dies um so deutlicher, als wir das Phänomen des naturwissenschaftlichen Paradigma historisch betrachten können – unabhängig davon, ob zuerst die Theorie den Willen zum Paradigma, der Zwang aus dem Stande der Wissenschaft oder andere Dinge als Verursachung vorlagen (Masterman, 1974). Der Schritt von der Naturphilosophie zu der Naturwissenschaft kann in der Tat verglichen werden mit dem Vorgang der Astronomie in der Renaissance mit Kopernikus (1473–1543), Kepler (1571–1642), Galilei (1564–1642) zu der exakten Beobachtung mit der Mathematisierung.

Der Übergang der Naturphilosophie zur Naturwissenschaft in der Pathologie ist mit dem Namen *Rudolf Virchow* verbunden. Die – man kann schon sagen – Sehnsucht, zum mindesten Zielansprache Virchows nach der pathologischen Physiologie als der „wahren Theorie der Medizin" beweist sein Bewußtsein, daß die *Naturwissenschaft* – nach unseren Worten: das „neue Paradigma" – diese darstellt. Die Zellularpathologie war nur das Gefährt, das Flaggschiff, an dem sich der Übergang klar machen lässt. Die Zellularpathologie war der große Einstieg in das naturwissenschaftlich beobachtende Zeitalter. Die Zellularpathologie Virchows bildete Stütze und Meilenstein, wirkte wie ein pragmatischer Beweis für den Paradigmawechsel von der Naturphilosophie zur Naturwissenschaft. Nicht die Zellularpathologie bildet den Paradigmawechsel, wohl ist sie nur denkbar auf der Basis der Naturwissenschaft. Verständlicherweise ist eine solche „Revolution" nicht in einem Akt erfolgt. Der Paradigmawechsel von der Naturphilosophie zur Naturwissenschaft ist von einzelnen Umbruchzeichen begleitet.

Virchows Lehrer, Johannes Müller, bereitete auf seinem Gebiet, der Physiologie, bereits das neue Paradigma vor, nämlich den Schritt von der romantischen Naturphilosophie zu der exakt beobachtenden Naturforschung.

Der Paradigmawechsel deutet sich an, das Eis beginnt zu brechen. Beim Übergang der Naturphilosophie zur Naturwissenschaft – also dem drastischen Paradigmawechsel – zeigen sich erste Risse im System in Gestalt der (kurzdauernden) naturhistorischen Schule (etwa 1825–1845), die sich um ein neues Krankheitssystem bemüht (Bleker 1981, Wittern 1989). Vertreter dieser Richtung war Lukas Schönlein (1793–1864). Er spürte offenbar die Brüchigkeit des Bodens, den er verließ, ohne den festen Boden der Naturwissenschaft zu kennen. Vielleicht schrieb er deswegen wenig, nur zwei Abhandlungen sind überliefert. Er brachte aber die neue Form der Medizin am Krankenbett einer begeisterten Generation von jungen Ärzten bei. Es ist kennzeichnend, daß Rudolf Virchow, der zurückhaltende, kritische, spröde, in geradezu schwärmender Verehrung den Nachruf für Schönlein abfaßt, das Ringen dieses Mannes um echte Naturwissenschaft, für die die Zeit noch nicht reif gewesen war, würdigte (R. Virchow 1865). Virchow beschrieb dies mit „es war eine Gärung in den Gemütern".

Der Paradigmawechsel, die Revolution, gipfelte in der These von Rudolf Virchow: „Omnis cellula e cellula" (1855) und in dem Satz „Pathologie ist Physiologie mit Hindernissen", mit dem er den ontologischen Krankheitsbegriff über Bord warf. Dies führte ganz wesentlich hin zu der naturwissenschaftlichen Krankheitsauffassung, also zu dem neuen Paradigma. Der Paradigmawechsel, „die Revolution", bestand darin, daß die Pathologie, und damit die gesamte Medizin, auf die Basis der naturwissenschaftlichen Beobachtungen gestellt wurde, die sich schon bei Wunderlich (1815–1877) durch die Messung der Körpertemperatur anbahnte. Man kann dies an einem negativen Beispiel zeigen: Weil es der Homöopathie trotz therapeutischer Erfolge mit missionarisch vorgetragenen Zielen nicht gelang, die naturwissenschaftliche Basis ihres Heilprinzips zu erbringen, blieb sie immer befangen im Dunstbereich des Mystischen, d.h. Naturphilosophischen, d.h. also in dem Paradigma, das überwunden worden war.

Man muß sich klar machen, daß die vielen Entwicklungen in der Medizin seit dieser Zeit auf der naturwissenschaftlichen Basis vor sich gegangen sind. Alle Erkennnisse und Erfolge waren Additionen, Kumulationen bis Kumulierungen, Umrankungen, neue Triebe, neue Einzelheiten, neue Erkenntnisse, vor allem eine Unmenge neuer Methoden, die in die „Normalwissenschaft" im Sinne von Kuhn einzuordnen sind. Kuhn spricht von großen wissenschaftlichen Revolutionen – eben dem Paradigmawechsel – wie die Kopernikanische, die Newtonsche, die Darwinsche, die Einsteinsche, die Plancksche Revolution. Davon unterscheidet er die Normalwissenschaft, die zu dem Paradigma gehört. Der gelernte Physiker, der Philosoph und Historiker, Th. S. Kuhn, hätte dieses System am Beispiel der Medizin besser erläutern können als an Soziologie und philosophischen „Systemen". Kuhn, der Physiker, hat den Paradigma-Begriff nur marginal auf die Medizin angewandt. Dies wird durch die Komplexität der Medizin verständlich (auch auf das Gebiet der Philosophie läßt er sich nur ungern ziehen).

Zu der Revolution, also zu dem Paradigmawechsel, mit der „Normalwissenschaft" gehört als drittes das Unverständnis gegenüber den früheren Theorien. Virchow wußte dies und sagte (1855) einmal: „Die Pathologie der vergangenen Zeit ist nicht überall so verwerflich, als es manchen bequemen Naturen erscheinen mag, und die Pathologie der Gegenwart ist nicht so vollkommen, daß man aufhören dürfte, für die Zukunft zu bauen". Später (1880) schrieb er: „Ich begreife, daß junge Männer, die wir in die Wissenschaft eingeführt haben, sich davon keine Vorstellung machen können. Sie sind in ein festes Wissen hineingesetzt worden und wundern sich hinterher, daß dieses Wissen im Grunde nicht ganz so fertig war, als sie es sich vorgestellt haben".

Die Gelehrten der 100 Jahre nach der Formulierung der Zellularpathologie, nach dem Schritt von der Naturphilosophie zu der Naturwissenschaft, zeigen eine überaus reiche und mannigfaltige Tätigkeit als „Normalwissenschaft", die bestrebt ist, das neue Paradigma – eben die Naturwissenschaft – zu nutzen und anzuwenden. Die vielfältigen Ergebnisse der pathologisch-anatomischen und klinischen Beobachtungen zeigen diese Tätigkeit. Sie zeigen aber auch – um doch noch einmal auf die Diskussion in philosophischen Kreisen hinzuweisen – die Notwendigkeit einer solchen Normalwissenschaft. Sie ist für den Philosophen vielleicht wenig verständlich. C.F. v. Weizsäcker (1977), der Physiker und Philosoph, erkannte am besten die Notwendigkeit einer Normalwissenschaft in der Naturwissenschaft. Aber er weiß auch, daß die „Normalwissenschaft" für Philosophen einfach unphilosophisch ist. Popper (1974), der Philosoph, ist gegen den Begriff der Normalwissenschaft, weil er unphilosophisch sei und weil er in der Einstufung der Gewinnung von Erkenntnissen der Philosophie eine vielleicht mindere Wertung erfährt. Karl Popper bedauert die Normalwissenschaftler, denen er eine geringe oder gar keine Kreativität zuerkennt.

Wir halten fest: Der Paradigmawechsel in der Pathologie besteht in der Gewinnung der naturwissenschaftlichen Plattform, auf der sich alles – alles! – entwickelt: Selbst eine so umwälzende Neuerung – einem „Urknall" vergleichbar – wie das Gebiet der Endokrinologie entspricht einer neuen Entwicklungsblüte auf dieser naturwissenschaftlichen Ebene – daran zweifelt niemand. Selbst die psychosomatische Richtung der Medizin stellt keinen eigentlichen Paradigmawechsel dar, weil, wie alle Psychosomatiker zugeben, das Soma Fernziel, Austragungsort, Instrument und Ableiter der Psyche ist.

Selbst die Molekularbiologie, die uns durch einen gewaltigen, von der Biochemie entlehnten, Methodenschub neue Horizonte eröffnet, ist nichts paradigmatisch Neues, da sie zu deutlich angewandte Naturwissenschaft darstellt. Molekularbiologen würden sich wehren, nicht als Naturwissenschaftler angesehen zu werden.

Es ist vielleicht eine mißzuverstehende zu geringe Benotung, die Großtaten der Endokrinologie, der Psychosomatik, der Molekularbiologie, der allgemeinen Pathologie und der Spezialgebiete als „Normalwissenschaft" zu bezeichnen. Aber mit dem Ausdruck ist offenbar nur bei den Philosophen eine Minderung des Ranges verbunden.

In der Biologie aber ist das Konzept:

Wissenschaftsrevolution, Normalwissenschaft und Unverständnis des Ehemaligen sind eine Realität, die aus drei gleichwertigen Säulen besteht.

In Medizin und Pathologie gibt es eine Masse an Großtaten, die unter „Normalwissenschaft" laufen. Ich will dies am Beispiel der Bakteriologie klarmachen.

Die Erkenntnis, daß Milzbrand, Tuberkulose, Cholera, Diphtherie und viele andere – eben die Infektionskrankheiten – von Bakterien verursacht werden, bedeutete in der Ansicht von den Krankheiten schlechthin einen Umbruch. Man kann von einem Paradigmawechsel auf dem Gebiet der *Krankheitsursachenfor-*

schung sprechen, nicht von einem Paradigmawechsel der Medizin und Pathologie schlechthin.

Dieser Ursachen-Paradigmawechsel hatte auf diesem Gebiet alle Folgen, die Kuhn einem Paradigmawechsel zuordnet: Eine großartige, wichtig werdende Entdeckung, ein Unverständnis für alle früheren Vorstellungen (Miasmenlehre, „contagium animatum") und eine Unmasse von „Normalwissenschaft", die das neue Ursachenparadigma ausfüllte.

Dagegen haben die Errungenschaften der Bakteriologie nicht die naturwissenschaftliche Krankheitsgrundlage verlassen, die Bakterienforschung bediente sich methodisch und gedanklich der naturwissenschaftlichen Vorstellungen. Virchows angeblicher Streit mit Robert Koch war ein solcher zwischen „Ätiologie" und „Pathogenese" (Virchow: „Die Krankheitsursache ist nicht die Krankheit selbst").

Die Entdeckung des Tuberkelbazillus durch Robert Koch hatte zur Folge eine Vielzahl von bakteriologischen Forschungen – auch eine Vielzahl von Forschungsstellen, die durch die Erfolge der Bakteriologie ihre Berechtigung erhielten. Und die Pathologen haben die Möglichkeit, ihre Befunde auch ätiologisch zu klären, dankbar aufgegriffen als Abrundung dessen, was sie betreiben wollten: Krankheitslehre. Robert Koch war der Lehrmeister der Pathologen. E. Klebs, Paul Ernst, O. Lubarsch, und einige andere waren zeitweise seine Assistenten. Dies nicht, weil er eine Vielzahl von neuen Bakterien und neue Fakten der Bakteriologie entdeckte. Vor allem wegen seiner klar definierten und überschaubaren Methode und seinen Vorstellungen – Kochsche Postulate –, die in die Krankheitslehre der pathologischen Anatomen hineinpaßten, sobald diese begriffen hatten, daß neben der organismischen Reaktion die *Ursache* der Krankheitsentstehung in irgendeiner Weise formuliert werden müsse (Chiari 1900).

So wird der Schwerpunkt der naturwissenschaftlichen Krankheitslehre ergänzt durch die Fortschritte der Krankheitsätiologie. Beide bilden die Basis für das neue Jahrhundert, das das der Therapie werden sollte, der Therapie, die sich auf der Kenntnis eben der Krankheitsätiologie und des Krankheitsablaufs (Pathogenese), also auf die Pathologie gründet.

Der Eindruck der Bakterien als Teil des Erkrankungsmechanismus der Infektionskrankheiten, die Erkennung ihrer Bedeutung auch bei der postoperativen Wundstörung – durch Asepsis und Antisepsis – war ungeheuer. Die Versuchung, auch andere Krankheiten – vor allem die Tumorkrankheit – „parasitär" oder „bakteriell" zu erklären, war riesengroß.

Neue Methoden bringen neue Ergebnisse und dennoch ist ein Paradigmawechsel nicht (immer) an eine Methode gebunden. Neue Konnexionen mit anderen Fächern, insbesondere den „exakten" Naturwissenschaften, brachten die Erkenntnis von der Krankheit weiter – waren aber keine Revolutionen, keine Paradigmawechsel. Viele Ergebnisse und Erkenntnisse waren die Folge eines Methodenschubes. Viele dieser Erkenntnisse haben einen Methodenschub verursacht (Thoenes, 1989).

Etwas überheblich könnte man sagen, daß nicht die Methode, wohl aber der Gedanke den Paradigmawechsel hervorruft. Freilich – welcher Gedanke bedarf der Methode nicht?

Die Anwendung von Methoden anderer Wissenschaftsbereiche bildet eine Bereicherung der eigenen Forschungsmethoden. Vielleicht ist es ein Zeichen der Reife, um sich zu greifen in Methoden und Interessen auch anderer Disziplinen. Vielleicht ist es ein Zeichen der Überreife, Erkenntnisse einer Disziplin ohne weiteres auf die eigene übertragen zu wollen. Es ist kein Zweifel, daß in den letzten 150 Jahren eine Unmenge von Ergebnissen in der „Normalwissenschaft", der normalen und normativen Pathologie, die in aller Breite geforscht hat, entstanden ist. Auf dem Boden des Paradigmawechsels des letzten Jahrhunderts von der Naturphilosophie zur Naturwissenschaft hat sich unsere medizinische Welt verändert und neu geprägt. Viele dieser Arbeiten besitzen einen „Zäsurcharakter". Es gibt einen „Panoramawandel" der Krankheiten, eine Akzentverschiebung der ärztlichen Tätigkeit von der akuten zu den chronischen Krankheiten als dem Problem unserer Tage. Alles dies bringt den Wandel, den eine lebendige Wissenschaft auszeichnet, aber keinen Paradigmawechsel. Das naturwissenschaftliche Paradigma bleibt Basis. Sie ist das Beständige. Beim Gebrauch des Begriffes des Paradigma ist es also nötig – und das ist die Botschaft dieser Zeilen – sich streng an das „Revolutionäre" zu halten, den Begriff nicht zu verwässern oder wegzudiskutieren, sondern die praktische Brauchbarkeit zu prüfen.

Bei dem Paradigmawechsel stellt sich heraus, daß die Naturwissenschaft die Beständigkeit bildet, während der Wandel vorwiegend durch den Methodenwechsel, durch die additiven Denkzüge, durch die neuen Fachentwicklungen, die zukunftsträchtigen Ergebnisse der (eigenen) Arbeit gebildet wird, die alle „nur" Normalwissenschaft sind. Paradigmawechsel bedeutet Revolution des wissenschaftlichen Gedankens, ein Unverständnis der überlebten Glaubenslehre gegenüber und eine Masse von Forscherarbeit in der „Normalwissenschaft".

Paradigmawechsel: Das ist der revolutionäre Wandel.

3 Diskussion um die Zellularpathologie

Theorien und Vorstellungen der Medizin sind über die Jahrhunderte in einem geistig-philosophischen Rahmen der Zeit abgelaufen. Im 19. Jahrhundert, das auch das naturwissenschaftliche genannt wird, kam die entscheidende Wende, von der Naturphilosophie zur Naturwissenschaft, eben der revolutionäre Paradigmawechsel. Die naturwissenschaftliche Auffassung der Krankheit machte und macht auf dem Boden dieses neuen Paradigma alle weiteren Entwicklungen möglich. Die das neue Paradigma auf dem Gebiete der Pathologie ausfüllende Theorie war die Zellularpathologie.

Die Diskussion um die Zellularpathologie zeigt den erkenntnismäßigen Kern der Beständigkeit. Die Wandlungen erfolgen durch Addition neuer Methoden, neuer Beobachtungen, neuer Gedanken, neuer Deutungen, neuer Kenntnisse – z.T. experimenteller Fragestellungen.

Trotz der anerkannten Bedeutung der Zellularpathologie mit deren augenfälligen Folgen für die medizinische Wissenschaft und den ärztlichen Alltag waren auch in Kreisen der Fachpathologen nie die Stimmen verstummt, die die Allgemeingültigkeit, zum mindesten die Alleingültigkeit der Zellularpathologie, anzweifelten, die mit ihr nicht befriedigt sein konnten.

In der Nach-Virchow-Zeit (die zeitlich schon zu seinen Lebzeiten begann, da er sich später wenig mehr zu grundlegenden pathologisch-anatomischen Problemen äußerte) war es eine Selbstverständlichkeit, die Krankheitsvorstellungen des Meisters weiter zu entwickeln. Dies geschah durch Anhäufung neuer Befunde, auch in Form von Korrekturen mancher Vorstellungen, die sich in der Pionierzeit breit gemacht hatten.

Manchmal schien es so, als sei es geradezu Mode geworden, sich mit der Zellularpathologie nicht nur auseinanderzusetzen, sondern sie in der einen oder anderen Weise auszubauen oder sie sogar zu bekämpfen. Alle wollten weiterentwickeln, neue, andere Akzente setzen, Lücken aufzeigen und füllen.

Dabei wurde häufig vergessen, daß alle diese neuen Aspekte und Entwicklungen nur und ausschließlich möglich waren, weil die naturwissenschaftliche Basis vorhanden war, weil Rudolf Virchow die Naturwissenschaft an die Stelle der dogmatischen Naturphilosophie gesetzt hatte. Es wurde gelegentlich übersehen, daß Virchow selbst immer die Zellularpathologie, ja die pathologische Anatomie als Basis des angestrebten Ziels: Der pathologischen Physiologie – der „eigentlichen Veste" – betrachtete.

Es ist reizvoll, diesen verschiedenen Strömungen nachzugehen, wenn auch längst keine Vollständigkeit in diesem Bemühen erreicht werden kann. Aus der fast statischen Zellenlehre wurde – durch v.Recklinghausen und Cohnheim, die beiden wohl bedeutendsten Virchow-Schüler – die Dynamik der Zellen- und Gewebsreaktion erarbeitet.

Das Rütteln an dem Stamm der Zellularpathologie hat einen nachwirkenden Segen von Fallobst erbracht. Es wurde von unterschiedlicher Seite und mit verschiedenen Zielen „gerüttelt": Ricker (1912), dem Virchows Pathologie zu wenig Wissenschaft, i.e. Sinne: Naturwissenschaft enthielt, Werner Hueck (1923), dem die Zellularpathologie zu wenig umfassend war, Heidenhain, dem diese zu wenig funktionell erschien.

Kritik wird daran geübt, daß die Gegenüberstellung von Lokalprozessen mit Allgemeinerkrankungen zu wenig beachtet wird (z.B. beim Typhus abdominalis, bei der Diphtherie etc.). Hier regen sich die Folgen der bakteriologischen Ära und vor allem die therapeutischen Erfolge der Serumtherapie von Emil v. Behring und der „Therapia magna sterilisans" von Paul Ehrlich.

Frühe Zweifel an dem Grundstock der Zellularpathologie kamen durch die „allein selig machende" Bakteriologie. Virchow wies bei aller Anerkennung der Ätiologie von Infektionskrankheiten (dieser Name stammt von ihm) auf die zelluläre Reaktion des Organismus hin. Das Bakterium allein ist nicht die Krankheit.

Der Virchow-Schüler Edwin Klebs geriet ganz in das bakteriologische Fahrwasser und wurde vom Bannstrahl des Meisters (1880) getroffen (vgl. die Würdigung von Edwin Klebs durch Ludwig Aschoff bei der Totenehrung der Deutschen Pathologischen Gesellschaft auf ihrer Tagung 1914). Obwohl sich Gustav Ricker bereits in seinem Habilitationsvortrag in Bonn scharf gegen die Zellularpathologie gewandt hatte, hatte er das gleiche Ziel – und war ihm wahrscheinlich näher als Rudolf Virchow: Die Physiologie und Pathophysiologie als naturwissenschaftliche Grundlage einer medizinischen Biologie. Ricker hat durch eine Fülle von Versuchen den Primat der nervösen Regulation herausgearbeitet – aber er tat den Schritt zum Irrtum, indem er den „Alleinvertretungsanspruch" des Nervensystems gegenüber Zellschäden und -veränderungen postulierte und zum Gesetz erhob.

Gustav Ricker versuchte eine Verknüpfung von Physiologie und Pathologie, allerdings auch eine Trennung der Pathologie als Naturwissenschaft von der behandelnden Medizin. Die damalige Pathologie nannte Ricker eine teleologische Pathologie. Eine solche Trennung können wir heutigen nur schwer verstehen, weil wir in der Pathologie eine der behandelnden Medizin nutzbringende angewandte Naturwissenschaft sehen.

Wie man zu der Pathologie-Auffassung von Gustav Ricker stehen mag: Es ist wohl unbestritten und anzuerkennen, daß er einer der größten Denker unseres Faches gewesen ist. Er machte es sich nicht leicht, indem er für seine Idee, seine Theorie lebte.

Die heutige Pathophysiologie, die von der physiologischen Kybernetik und ihren Störungen, von den Entzündungsmediatoren und Membranrezeptoren, von humoral gelenkten Lymphozyten handelt, besitzt einen Kern der Grundidee von Gustav Ricker, wenn dieser auch auf dem Primat – Rudolf Virchow würde „Hierarchie" gesagt haben – des Nervensystems bestand. Umgekehrt nimmt die moderne Kybernetik (Keidel 1989) in vielem den Faden auf, an dem Ricker gesponnen hat.

Das Ziel von Gustav Ricker, die Physiologie als Naturwissenschaft mit der Pathologie als Naturwissenschaft zu verbinden, ist in mannigfacher Weise, weitergehend als er es ahnte, erreicht, indem die Zellenlehre mit der Biochemie, der Biophysik, mit der Molekularbiologie eins geworden ist. *Alles dies aber geschah und geschieht auf dem Boden der Zellularpathologie.* Das hat O. Lubarsch (1924) in der Einführung zum 250. Band von Virchows Archiv betont.

Anders Werner Hueck (1923). Er sieht die Veränderung – „Entartung" – der Grundsubstanz als selbstständig und ohne zelluläre Beihilfe an, folglich besteht ein Mangel der Zellularpathologie darin, daß bei dem ausschliesslich zellulären Gesichtspunkt die Grundsubstanz in ihrer Masse nicht berücksichtigt wird. Die Lektüre der Arbeiten von Hueck, der auf seine Weise an den Fesseln der Zellularpathologie rüttelt, zeigt den Denker über die Morphologie und ihre Grenzen, zeigt aber auch, daß alle Grenzen, über die Hueck hinweggeschaut hat, heute gefallen sind, möglicherweise in anderer Form als dies Hueck gemeint hatte.

In den 20er Jahren begann die Kolloidchemie eine führende Rolle zu spielen, später dann die Permeabilität von Membranen (deren Masse in der Zelle selbst noch gar nicht erfaßt war): Eppingers Permeabilitätspathologie (1948).

Immer war das Gebäude der Krankheitslehre, welches mit den Quadern der Zellularpathologie aufgebaut war, nur von einer Seite aus angestrahlt.

Dann folgte die Welle derer, denen die reine Zellularpathologie zu biologisch, fast mechanistisch war, anderen wieder zu vitalistisch oder, wie sie sagen: neovitalistisch.

Bei Betrachtung dieser Denkansätze und Denkrichtungen in einigem Abstand fällt die Richtigkeit vieler Einzelfaktoren mehr als in der flammenden Diskussssion am Tage auf, aber auch die Tatsache, daß alle neu auftretenden „Pathologien" auf den Erkenntnissen der Zellularpathologie fußen, daß sie ohne diese Plattform – ohne dieses Paradigma – nicht hätten gedacht werden können. Und Jahre später faßt Altmann (1992) die Situation zusammen: „Es ist ja auch wirklich nicht zu bezweifeln, die Zellularpathologie war zu ihrer Zeit in nur wenigen Punkten zu beweisen; aber sie war noch weniger zu widerlegen, und sie war an sich von standfester Logik. Daher konnte sie auch durch spätere und unerwartete Neuentdeckungen, etwa in der bakteriologischen Ära, nicht ernsthaft erschüttert werden."

Alle drängt es, die Zellularpathologie zu komplettieren. Eine Ergänzung scheint notwendig für das typisch Menschliche einer Krankheitslehre, das Zeitalter der Psychologie bricht an. In der Psychosomatik trifft diese sich mit den menschlichen Krankheitsvorgängen.

Der rote Faden der Pathologie ist zu einem Zopf geworden, einem geflochtenen Strick, der sich zusammensetzt aus pathologischer Anatomie – gewissermaßen der Fortsezung der Zellularpathologie – der Bakteriologie, der Biochemie, der Biophysik, der Physiologie und Psychologie und der Anthropologie.

Es spricht nicht gegen die Zellularpathologie, daß die Einzelzelle durch ihre Organellen zum System geworden ist. Warum sollte die Zelle für ihre Funktionen nicht ihre eigenen „Instrumente" haben, die man langsam zu erkennen beginnt. Warum sollten nicht so wie kybernetische Mechanismen die Organsysteme des Organismus lenken, in ähnlicher Weise Mechanismen in der Zelle ablaufen: Mikrokybernetik.

Bei der Verwirrung der Fäden nach der Durchflechtung muß man sich bewußt sein, daß alles dies „Pathologie" – Krankheitslehre – ist. Die Suche nach dem Unbewußten, die Forschung nach der Krankheitsursache in Bakterien und im Genom, die Aufhellung von Enzymmustern, die für Stoffwechselabwege verantwortlich sind, – alles dies widerspricht keineswegs einer umfassenden Pathologie als eigentlicher Krankheitslehre.

Dem steht entgegen die Organisation des akademischen Unterrichtes und auch wohl die Vorstellung der Ärzte, die vielfach unter Pathologie einfach die pathologische Anatomie verstehen.

Trotzdem: Wir sind habilitiert für „allgemeine Pathologie und pathologische Anatomie", wir haben unsere Institute sprachlich bereinigt und aus dem ehrwürdigen „Pathologischen Institut" ist das „Institut für Pathologie" geworden. Dies scheinen Äußerlichkeiten zu sein, betont aber doch, daß der Grundgedanke einer allgemeinen Pathologie eben alle Vielfalt, ich möchte sagen: das Universum der Krankheiten umkreist.

4 Entwicklung des Faches

Es waren die 20er Jahre für die Wissenschaft und, wie hinlänglich bekannt, auch für die darstellende Kultur im alten Europa eine ungeheuer fruchtbare Zeit. Die Studenten der Physik lernen heute noch die zu einer festen Form geronnenen ursprünglich schäumenden Ideen der 20er Jahre.

Und so ist es auch mit der Pathologie. Die Zeit zwischen den Kriegen war eine solche der Vielfalt, die gekennzeichnet war durch die Konsolidierung des Wissens im Rahmen der Modifikation der Zellularpathologie, durch die unerschöpflichen Möglichkeiten des klinischen Laboratoriums, der Biochemie, der Biophysik – eine Epoche, die erst vierzig Jahre später in einer vergleichbaren Wellenbewegung fortgesetzt werden konnte (Thoenes 1989).

Die Entwicklung unseres Faches ist im 20. Jahrhundert nicht nur qualitativ sondern auch quantitativ vorangeschritten. Sie ist gekennzeichnet durch die nähere Beziehung zu der Klinik, vor allem durch die Überfülle der pathohistologischen Diagnostik.

Durch die in der klinischen Medizin möglich gewordenen Biopsien praktisch aller Organe, vor allem durch die Ausarbeitung der Endoskopie (mit Glasfiber-Beleuchtung) einerseits, andererseits durch die Entwicklung des Schnellschnittes während der chirurgischen Operation wurde der Pathologe akut gefordert. Die morphologische Diagnose ist der Klinik vor allem geistig nahegerückt. Während früher die Sektionsdiagnose gelegentlich eine Überraschung für den Kliniker gebracht hat, ist die Möglichkeit eines nicht erkannten Tumors oder eines sonstigen Befundes durch die vorzeitige morphologische Diagnose, zunächst durch die unmittelbare Besichtigung des Krankheitsherdes mit Hilfe der Endoskopie („Stielaugen") und der anschließenden bioptischen Diagnose, so gut wie ausgeschlossen. Falls sich eine Fehldeutung bei der Obduktion herausstellt, ist oft der Morphologe mit beteiligt, gelegentlich hat *er* die Weiche falsch gestellt. Daher ist die *klinisch-pathologische Konferenz* von einer eminenten Wichtigkeit (vgl. Seite 52). Wenn früher die pathologisch-anatomische Demonstration interessant, vielleicht auch folgenreich für die klinischen Ärzte gewesen ist, so ist jetzt die klinisch-pathologische Konferenz für beide Teile eine unbedingte Notwendigkeit als Gespräch über die aktuelle Diagnose unabhängig von dem Fortgang der Krankheit, also auch das Gespräch über die bioptische Untersuchung am Lebenden.

Die erste Hälfte unseres Jahrhunderts brachte uns, den Pathologen, eine Fachverschiebung: Es wurden Verluste gemeldet, z.B. die Gynäkopathologie und die Hämatopathologie, bis zu einem gewissen Grade auch die Dermatopathologie. Von einigen Ausnahmen abgesehen, muß man doch sagen, daß die *Hämato-*

pathologie verloren gegangen ist. Erst in der zweiten Hälfte des Jahrhunderts
wurde sie mühsam mit neuer, vielfach entwickelter Methodik unentkalkter Kno-
chenmarksuntersuchungen, Immunzytologie, Immunzytochemie langsam zurück erobert (Lennert 1961, 1963, und seine Schule). Das Abdriften der *Gynäkopathologie* aus den pathologischen Instituten in die Frauenkliniken hat eigenar-
tige historische Gründe: Der in Berlin niedergelassene Frauenarzt Carl Ruge, ein
Neffe von Rudolf Virchow, ging eines Tages zu Virchow, um ihn um die histologische Untersuchung von Abradaten zu bitten. Virchow erklärte, daß man das
nicht könne, weil man dann oben und unten nicht unterscheiden könnte. Ruge
beschloß daraufhin, diese histologischen Untersuchungen selbst vorzunehmen.
Er erhielt einen Laborplatz in der Frauenklinik allerdings mit der Maßgabe, daß
er auch die Abradate der Klinik untersuchen möge. Diese Tätigkeit war von einem solchen Erfolg gekrönt, daß bald Ruge diese Tätigkeit nicht „nebenbei", also
neben seiner großen ausgedehnten Praxis erledigen konnte. Er bat den Klinik-
leiter um Unterstützung durch einen Assistenten. Dieser Assistent hieß: Robert
Meyer. Er wurde der Vater der Gynäkopathologie, – allerdings saß er in der
Frauenklinik (V. Becker 1975).

Das Problem der Gynäkopathologie in der Frauenklinik – wie auch analoge
Vorgänge in anderen Kliniken – besteht heute und immer schon darin, daß ver-
antwortliche Diagnosen nur von wirklich geschulten, d.h. also fachausgebildeten
Ärzten erledigt werden können, andererseits daß auch die methodische und ap-
parative Vielfalt der pathohistologischen Laboratorien so ausgedehnt ist, daß die
histopathologischen Laboratorien in Frauenkliniken nur mit Mühe auf der Höhe
der Zeit sein können.

Einen eigenen wandlungsreichen Weg hat die *Neuropathologie* genommen.
Das Fach Neuropathologie, das mit der Allgemeinen Pathologie stets in mehr
oder weniger enger Verbindung steht, wurde methodisch und sachlich von dieser befruchtet und – als Spezialfach – geführt.

Das besondere ist der Standort gewesen. Die Neuropathologie war zu Beginn
des Jahrhunderts fast ausschließlich in den Heil- und Pflegeanstalten angesiedelt,
die in großen Laboratorien dem Ziel nachgingen, die Psychosen anatomisch zu
erklären.

Als nach unendlichen Versuchen dies nicht gelang, obwohl die Überzeugung
nicht gewichen war, daß Psychosen organische Veränderungen zur Grundlage
haben müßten, erblaßte das Interesse der Psychiater. Diese hatten sich ohne-
hin im Laufe der Zeit mehr und mehr der „Psyche" zugewandt und von dem
Soma weniger Notiz genommen. Es war dies ein Wandel des Faches Psychiatrie, der z.T. auch durch äussere Gründe bedingt war, z.B. daß die zahlreichen
Fälle von Lues III aus den Anstalten verschwanden. Insgesamt wechselte das
Spektrum der in den psychiatrischen Anstalten verwahrten und behandelten
Patienten. So gingen die neuropathologischen Schwerpunkte an die pathologi-
schen Institute zurück oder fanden eigene Institute.

In der Neuropathologie ergab sich folgende Situation: Einige wenige Neuropathologen blieben an den psychiatrischen Anstalten. Andere waren „Teilabtei-

lungen" in pathologischen Instituten. Schließlich gab es an einigen Universitäten neben dem pathologischen Institut noch ein besonderes neuropathologisches Institut.

Nach allen Erfahrungen ist die beste Form die, daß die Pathologischen Institute in Abteilungen und Laboratorien die Neuropathologie mit beherbergen. Dies kann in Form von besonderen Abteilungen oder auch eigenen Lehrstühlen geschehen, aber sie sollten unter einem Dach sein. Auf diese Weise kann die Neuropathologie stets den allgemeinen Pathologen in der Sektionspathologie und in der histopathologischen Diagnostik zur Verfügung stehen, andererseits ist es gerade bei neuropathologischen Demonstrationen im Rahmen einer allgemeinen Pathologie für viele neurochirurgische Ärzte wichtig, zu erkennen, ob bei einem operativen Mißerfolg möglicherweise die Todesursache in den anderen Organen zu suchen ist. Es kommt ja nicht selten vor, daß ein Hirntumor entfernt wurde, ohne daß Reste zurückblieben, der Patient aber an einer Lungenarterienembolie oder an einer Pneumonie verstorben ist. Die enge Zusammenarbeit zwischen dem Allgemeinen Pathologen und dem Neuropathologen kann auch dadurch nicht gestört werden, daß mittlerweile von den Ärztekammern das Fach Neuropathologie als eigener Facharzt anerkannt wird.

Aber es kamen auch Dinge dazu: Schon damals bildete sich der Grundsatz heraus, daß nichts von einem Menschen weggeschnitten werden sollte, das nicht auch pathohistologisch untersucht wurde. Und das war dann das Prinzip: Die Chirurgen haben sich eifrig selbst kontrollieren lassen, indem sie die anatomische Bestätigung dessen suchten, was sie operiert hatten. Freilich ging dies in einer Weise vor sich, die uns heute nur lächeln läßt.

Gegen Ende der Berichtszeit kam dann als große Neuerung die Leberpunktion auf. Mit einem Schlage wurde die Leber auch für den Anatomen während des Lebens untersuchbar (vgl. S. 66). Die Leberpunktion leitet die enge Verbindung von Pathologen und Gastroenterologen ein, die dann in den späteren Jahren mit der Entwicklung der Endoskopie so ungemein fruchtbar und alltäglich wurde. Der Explosion der histologischen Diagnostik vorausgegangen ist eine Evolution der *Experimentellen Pathologie*. Gewiß hat Rudolf Virchow auch bereits experimentell gearbeitet – z.B. über die Trichinose – doch wurde da immer nur ein Hund oder eine Katze beschrieben, bei denen eine gewisse Reaktion geschildert wurde. Erst in unserem Jahrhundert ist der Tierversuch mit der systematischen und gezielten Forschung bestimmter Krankheiten angelegt worden. Das Experiment am lebenden Tier oder an der Zellkultur wurde durch die Anwendung der Biochemie und selbstverständlich nachträglicher pathohistologischer Kontrolle ganz in den Vordergrund gerückt, das Experiment beherrschte das Denken – und den Zugang – der allgemeinen Pathologie.

Wie die Kirche im 4. Jahrhundert aus den Katakomben herausgestiegen ist zu der „ecclesia triumphans" – so kommt die Pathologie – und die Medizin im allgemeinen – aus den Kellerlaboratorien in große weiße Laborräume, die mehr Apparate enthalten und teuer sind.

Um diese Zeit kam die Welle der Labormedizin, die die Krankheit mit „plus"
oder „minus" im Glase erkennen wollte – eine Denkart, die für uns substitutiell
Ergebnisse liefert, uns eigentlich aber fremd bleibt.

Danach kam die Welle der Psychosomatiker (vgl. S. 71), die den kranken Menschen und nicht die Krankheit sehen wollten.

Alle, sowohl die Lokalisten, die Labormediziner als auch die Psychosomatiker
haben recht und sind berechtigt: Sie befinden sich in der Situation der 5 Blinden
um den Elefanten.

*

Ein Fach entwickelt sich

a durch neue Sachverhalte
b durch Forscherpersönlichkeiten
c durch Institutsentwicklung
d durch Methoden
e durch die Entwicklung der Partner, bei uns in Klinik und Naturwissenschaft.

4.1 Neue Sachverhalte

Die Entwicklung eines Faches, z.B. der Pathologie, läßt sich an der Entwicklung
der Sachverhalte und ihrer näheren Kenntnisse aufzeigen. Aber dann stellt sich
die Frage, was wohl als ein Test, als ein Indikator für die Entwicklung gegeben
sein soll:

Die Zahl der differenzierten Krankheitsbilder, die neu entdeckt worden sind?

Die allgemeinen Begriffe, die als „Herzstück" der pathologischen Anatomie
seit eh und je die Fachleute beschäftigen, das Geschwulstproblem und die
Entzündung?

Die Entwicklung der endokrinen Pathologie?

Einzelne Problemkreise werden angedeutet, hier nur allgemeine Gesichtspunkte. Die Entwicklung einer Wissenschaft aus dem Objekt heraus ist gerade
bei unserem Fach deutlich: Krankheiten, Seuchen gab es schon immer. Allein die
Auffassung der Krankheit als naturwissenschaftliche Betriebsstörung hat die
Ausbildung von Vorstellungen, von Ursache, Pathogenese und Prognose enorm
wissenschaftlich weiter gebracht.

Die bessere Kenntnis der klinischen aktuell währenden Krankheiten, das wäre
also in unserem Zeitraum: Die Verminderung der Arbeiten über die Infektionskrankheiten, insbesondere die Tuberkulose oder gar die Syphilis und die aufkommenden anderen Krankheiten wie atypische Pneumonien. Im Längsschnitt
kann man hier von einem Panoramawandel sprechen (W. Doerr 1955). Eine
Vielfalt von Sachverhalten, die aufgegriffen werden und im Längsschnitt beobachtet werden können, kann den Wandel deutlich machen.

Die Kenntnis der Bakterien hat alte Erfahrungen von Seuchen und Infektionskrankheiten bestätigt, erweitert und zum Fortgang geführt, hat ein Gebiet neuer-
lich wissenschaftlich erschlossen. Vor allem in der Hygiene, in der Antisepsis
und Asepsis in der Klinik, ergaben sich grundlegende Änderungen der Sachverhalte, der Verhaltensweisen und naturgemäß auch der Krankheitsauffassung.

Und dann die Rückwirkung auf die allgemeine Pathologie: Infektionskrankheiten waren ja als Wirkung von Bakterien und von der Reaktion der Zellen und
der Organismen definiert.

So hat die pathologische Anatomie die Besonderheiten der Reaktionen des
Organismus hervorgehoben (dies war Gegenstand des Streites zwischen Virchow
und Klebs, der zur Entfremdung führte). Aber daraus entwickelte sich dann die
damals sogenannte „Immunitätsforschung", die Allergielehre (Pirquet, Rössle),
die dann bis zur modernen Immunologie weiterentwickelt wurde. Wesentliche
Forschungsaktivitäten auf diesem Gebiet haben insbesondere Rössle und seine
Schule vorangetrieben.

Durch die Kenntnis von Ätiologie und Pathogenese einzelner Krankheiten,
insbesondere der Infektionskrankheiten, kam es zu Analogieschlüssen, die ein
breites Spektrum der Erkenntnis einbezogen, die aber auch gelegentlich in geistige Sackgassen führten. Es wurden nahezu alle Krankheiten irgendeinem vielleicht noch unbekannten Erreger zugeschrieben.

4.2 Forscherpersönlichkeiten

Das Paradigma ist übermächtig in seiner Entwicklungspotenz – aber auch immer
abhängig und gebunden an Persönlichkeiten. Das Paradigma des Überganges
von Naturphilosophie zur Naturwissenschaft ist bei aller Anerkenntnis der Vor-
läufer (Schleiden und Schwann, Remark, Johannes Müller und viele andere
mehr), trotz dieser geistigen Wurzel gebunden an Rudolf Virchow.

Die Vielseitigkeit der Pathologie in dieser Zeit läßt sich nicht nur durch die
Unmasse der Themen darstellen, die in den Archiven niedergelegt wurden. Es
sprechen eine deutliche Sprache die Vielzahl der genialen Köpfe und deren im-
menser Fleiß, die Unzahl der neu erdachten oder angewandten Methoden, die
Hypothesen, die richtigen und falschen Vorstellungen, die Irrwege und die zar-
ten Anfänge neu aufkommender Krankheitsvorstellungen: eine Geistesgeschich-
te der Zeit.

Alles was auf der naturwissenschaftlichen Basis herauskam – wir hatten von
einem geflochtenen Zopf der Apposition gesprochen – ist gebunden an die Arbeiten und an das Denken einzelner. Einzelne Forscherpersönlichkeiten kommen in der ersten Hälfte unseres Jahrhunderts an die Spitze, die als Vordenker
und Vorarbeiter einzelner oder auch systemischer Problemkreise wesentlich
gewirkt haben.

Überragende Gestalten dieser Zeit, auf die wir nur oberflächlich eingehen
können, waren Ludwig Aschoff, Max Borst, Otto Lubarsch, Robert Rössle, Paul
Ernst, Hugo Ribbert, Felix Marchand, Bernhard Fischer-Wasels, Georg Benno

Gruber, Walther Fischer u.v.a. – und in den jüngeren Zeiten Franz Büchner und Wilhelm Doerr. Die Auswahl der Erwähnung einzelner Forscherpersönlichkeiten in der ersten Hälfte unseres Jahrhunderts muß notgedrungen ungerecht, sehr persönlich, auf jeden Fall unvollständig sein. Der Grund, warum ich überhaupt einzelne Persönlichkeiten herausgreife, liegt darin, daß einzelne Stämme der Entwicklung, Eigenheiten auch der sachlichen Entwicklung deutlich werden – daß auf jeden Fall Schwerpunkte durch Persönlichkeiten dieser Zeit gesetzt wurden.

Es wären viele Forscher zu nennen, die durch ihre Gedanken und Arbeiten die eigene Wissenschaft gefördert, bereichert und vorangetrieben haben. Ein Blick in unsere Archive trifft immer wieder auf einige Namen – vielleicht in vielfach veränderten Zusammenhängen.

Es ist nicht möglich, diesen allen gerecht zu werden.

Wir wollen nur wenige Forscher kurz skizzieren, ohne ihre Persönlichkeit wirklich ganz darzustellen und erfassen zu können. Sie haben durch ihre Arbeit, durch ihre Schule, durch ihre Schüler erfaßt, was in der Zeit wuchs. Eine viel größere Zahl von Wissenschaftlern hat in der Stille gewirkt. Durch ihre örtliche Ausstrahlung, durch die Osmose mit anderen Forschern, hat eine Vielzahl von Pathologen auf die Wissenschaft der Zeit Einfluß genommen, ohne daß dies so unmittelbar nachzuvollziehen wäre. Man muß da Schule, Umgebung, „Humus" kennen. Auch hier hat Rudolf Virchow sich entscheidend geäußert: „Jeder bedeutende Mann repräsentiert in seiner eigenen Entwicklung ein Stück Geschichte, und das ist ein Stück Fortschritt in dieser oder jener Richtung". Er hat dies 1855 in bezug auf Rokitansky gesagt.

Die Auswahl der Persönlichkeiten – so ungerecht und manchmal uneinsichtig sie sein mag – erfolgte auch unter dem Blickpunkt des Wandels und der Beständigkeit. Oft zieht der Wandel durch das Werk eines Forschers, der sich weiterentwickelt an seinem Gegenstand. Andere sind Bewahrer – und wieder andere sind beides auf unterschiedlichen Gebieten. Leider ist es ebenso unmöglich, die Auswirkungen der einzelnen Persönlichkeiten auf ihre Umgebung intensiv zu zeigen.

4.2.1 Robert Rössle (1876–1956)

Robert Rössle ist 1876 in Augsburg geboren worden. Ein ausführliches Lebensbild stammt von W. Doerr (1956, 1976).

Rössle lernte die Pathologie bei Arnold Heller in Kiel, einem Schüler von Friedrich Albert von Zenker. Nach einer einjährigen Weltreise hat er in Kiel seine Habilitationsschrift „Der Pigmentierungsvorgang im Melanosarkom" abgeliefert und sich dort 1904 habilitiert. In Kiel erarbeitete er diese Studie, die er dann erst aus dem Institut von R. Hertwig in München publizierte.

Wie W. Doerr (1976) aufweist, haben drei Wurzeln in Rössles Ausbildungsgang prägend auf seine spätere wissenschaftliche Tätigkeit eingewirkt: Von Heller erlernte er das pathologisch-anatomische Handwerk. Bei von Gruber (München) erarbeitete er sich die neuaufkommende Immunitätslehre und bei R. Hertwig wurde er mit der funktionellen Morphologie vertraut gemacht.

Rössle war erster Assistent und Prosektor bei Otto von Bollinger in München, als dieser sehr plötzlich während seines Rektoratsjahres starb. Ein weiterer Assistent war Werner Hueck. Als Nachfolger von Bollinger kam Max Borst aus Würzburg und brachte den Privatdozenten Alexander Schmincke mit.

W. Doerr (1976) macht auf die Konstellation der Zusammenarbeit von Max Borst, Werner Hueck, Robert Rössle und Alexander Schminke aufmerksam, die alle eigene Wege gegangen sind, alle durchaus verschiedene Persönlichkeiten gewesen sind. Robert Rössle hat keine Schule im eigenen Sinne gegründet, wohl hat er bedeutende Schüler, vor allem Fr. Roulet, H. Hamperl, A. J. Linzbach, C. J. Lüders und viele andere mehr, die nicht aufzuzählen sind, gehabt.

Drei seiner begabten Schüler sind im Kriege gefallen:
Kurt Apitz (1906–1945),
Karl Heinz Helmke(1908–1940),
Paul Schürmann (1895–1941).

Es kann und soll nicht das wissenschaftliche Gesamtwerk von Robert Rössle hier geschildert werden. Wohl aber soll herausgestellt werden, was Robert Rössle für den Fortgang des Faches geleistet hat.

Neben den eigenen Monographien und Atlanten (z.T. mit Apitz), neben den vielfältigen von ihm angeregten Schülerarbeiten, neben seinen Referaten und Vorträgen, die der Fortbildung der Ärzte dienten, hat er über 22 Jahre die Redaktion von Virchows Archiv – 40 Bände! – und die Fortsetzung des Handbuches von Henke und Lubarsch betreut.

Es sind im wesentlichen zwei Dinge zu nennen, unter die sich vieles einordnen läßt.

Erstens: Die Entzündungslehre mit den Folgearbeiten
Zweitens: Ein ärztlicher Bezug der Pathologie

Die Arbeiten über die „naturhistorische Auffassung" der Entzündung beginnen schon vor dem 1. Weltkrieg, während seiner Dozentenzeit mit dem Ziel, die gerade aufkommenden serologischen Ergebnisse, vor allem die Allergie im Gewebe, erkennen und deuten zu können, die allergischen Reaktionen zellulär und geweblich zu definieren. Diese Arbeiten trafen mitten in den Streit um den Entzündungsprozeß.

Man kann sich heute kaum ein Bild davon machen, mit welcher Leidenschaft und Schärfe, Intensität und Gegnerschaft um den Entzündungsbegriff in den ersten 2 Jahrzehnten unseres Jahrhunderts gestritten worden ist (vgl. S. 83). Als die Deutsche Pathologische Gesellschaft sich entschloß, den Entzündungsbegriff zu einem Verhandlungsthema zu machen, wurde, wie er selbst etwas spöttisch bemerkt, Rössle zum Referenten ausersehen, weil er der einzige war, der sich zwar über das Thema geäußert, aber noch nicht in den Streit eingegriffen hatte.

Rössle bemühte sich um eine naturwissenschaftliche Gesamtschau der Entzündung, d.h. er betrachtete vergleichend anatomische Bezüge, z.B. die Morphallaxie, er verglich diese Vorgänge beim Kaltblüter, bei den Einzellern und in der Gewebekultur.

Die Entzündung ist die pathologische Übertreibung eines physiologischen Vorganges, der gesteuert wird in der Örtlichkeit von zellulären Faktoren, in seinem Charakter bestimmt wird durch Einzelzelleffekte und durch Schädigungsmomente. Er nannte es die naturhistorische Betrachtungsweise.

Das Rössle-Referat hatte zwei Folgen: Zum einen gab es eine gewisse Ruhe in dem Streit, weil eine andersartige Basis angeboten worden war. Zum anderen konnte auf dieser Basis weitergearbeitet werden – im Sinne von Rössle und seinen Mitarbeitern –, d.h. es wurden besondere Entzündungsformen, vor allem allergischer Genese, experimentell und ärztlich angegangen.

Würden heutige Entzündungsforscher, die die Überträgerstoffe molekularbiologisch bestimmen, das Referat von Rössle lesen, so würden sie eine ihrer Wurzeln erfassen können.

Durch die Sicht Rössles – einmal in vergleichend-pathologischem Sinne und andererseits in der komplexen Ansicht – sind viele Kompartimente anders gesehen worden: z.B. die Infektionskrankheiten, der Rheumatismus, aber auch Konstitutionsfaktoren wurden hier eingebaut. Rössle ist der Gefahr, das Detail überzubewerten und das Teil für das Ganze zu nehmen, ausgewichen. Dies zeigt die ärztliche Auffassung der Krankheitsvorgänge.

Rössles Allergielehre war am Tiermodell erarbeitet worden, die serologischen Befunde wurden histologisch übersetzt, aber stets wurde ärztlich gedacht. In seinen Gedanken erscheinen viele der Begriffe, auf denen die heutige Immunologie wie selbstverständlich aufbaut („erlebte chemische Reizung durch Antigene", „Autoimmunkrankheiten").

Dabei war er immer „modern". In der „Immunitätslehre" bearbeitete er (1933a, b, 1936) die Allergie mit seinen Schülern (W. Gerlach 1923; Klinge 1933, 1936, 1937; Roulet 1933). Seine zellulären Studien führte er frühzeitig an Gewebekulturen durch (Roulet, Doljanski u. Roulet 1933; E. Knake 1950, 1954).

Die zweite große Einsicht, die Rössle vertrat, war die gewebliche Reaktionsweise in Beziehung zu setzen zu dem menschlichen Kranksein, zur medizinischen Anthropologie.

Rössle übersetzte die Beobachtung aus allen seinen Bereichen, vor allem aus der allgemeinen Biologie, in die Medizin (Doerr 1956). Er versucht – als den für ihn als einzig aussichtsvollen Weg, das Krebsproblem zu lösen – die Gesetze des Wachstums und die des Alterns zu erkennen.

Wenn wir das Jahr 1923 als das einer Konsolidierung im Streit um den Entzündungsbegriff aus anatomischem Bereich ansehen wollen (vgl. Seite 83) – dazu die großen Referate von Lubarsch, Rössle, Schade 1923 – dann ist die Folgezeit von der Schule Rössles gekennzeichnet durch die Modulierung dieses Entzündungsbegriffes, insbesondere in Richtung auf die Allergie, die Pathergie. Rössle hat derartige „Längslinien" auf seine Arbeiten angewandt: so in dem Versuch einer natürlichen Ordnung der Infektionskrankheiten (1917), schließlich in der ärztlich betonten Auffassung des Ulcus ventriculi als „zweite Krankheit" und dann vor allem in der Lehre von den „Stufen der Malignität".

Die ärztliche Pathologie, die sich mehr und mehr durch Klinik- und Patientennähe herausbildete, geht auf Rössle zurück. Sie setzt sich aus der naturwissenschaftlichen Pathologie zusammen, die Morphologie, Funktion und Klinik verbindet. Beim Überblick – z.b. der Präsidialreden der Deutschen Gesellschaft für Pathologie – wird man mit Staunen feststellen, daß immer wieder die Wichtigkeit von *Form und Funktion* als Einheit im Fache betont wird. Unsere Generation erkennt darin kein Problem. Kein heutiger Pathologe käme auf die Idee, zu meinen, die Funktion, die er aus dem histologischen Bilde erschließt, stehe nicht in seiner Zuständigkeit. Aus der ständigen Betonung in der damaligen Zeit läßt sich auf eine erhebliche Missionsarbeit schließen – die heute zur Selbstverständlichkeit wurde.

Die exakte Logik der Naturwissenschaft als Basis ist verbunden mit dem durchaus subjektiv beurteilbaren Individualgeschehen. Die solide Beobachtung der allgemeinen Krankenlehre in ärztlich-klinischer Sicht – es ist immer Naturgeschichte, Naturwissenschaft, Anthropologie und immerwährend Pathologie.

Er verband jeden morphologischen Befund mit dem ärztlichen Gesichtspunkt. Das ist oft nicht verstanden worden. Rössle ist so der Vater der ärztlichen Pathologie geworden (V. Becker 1993).

Rössles ärztliche Pathologie umfaßt reinste Naturwissenschaft. Es wird dies klar schon von seiner Habilitationsschrift an, aber auch seine vielfachen Bemühungen um die Tumorpathologie, um die Frage der Differenzierung, der Reifung, des Alterns und immer wieder um die Entzündung, die Allergie, die Resistenz.

Weil Rössle ärztlich dachte, haben alle seine vergleichenden naturwissenschaftlichen Studien eine Beziehung zur menschlichen Krankheit. Dies zeigt sich auch darin, daß er immer wieder kasuistische Mitteilungen – mit allgemein pathologischen Schlußfolgerungen – bearbeitet hat.

Charakteristische ärztliche Probleme sind seine wiederholten Studien zum Wachstum und Altern (1923), zur Pathologie der Familie (1940), zur Frage der Konstitution, zu der Entwicklungsgeschichte und zu vielen allgemeinen medizinischen und ärztlichen Fragen.

Wesentlich für Verständnis dessen, was Robert Rössle sagt und schreibt, liegt begründet in der klaren unprätentiösen Sprache.

4.2.2 Ludwig Aschoff (1866–1942)

Ludwig Aschoff hatte von 1906 bis 1936 den Lehrstuhl unseres Faches in Freiburg im Breisgau inne. Die Länge seiner Tätigkeit gab den ungeheuren Vorteil einer ungestörten Kontinuität, der noch unterstrichen wurde in der Nachfolge durch seinen Schüler Franz Büchner, der von 1936 bis 1963 den Geist Aschoffs weitertrug. Aschoff war durch seine Lehrer Fr. D. v. Recklinghausen und J. Orth ein unmittelbarer „geistiger Enkel" von Rudolf Virchow und fühlte sich ihm ein Leben lang verpflichtet. Aschoff war eine kraftvolle Gestalt. Er war ein Verfechter der „körperlichen Ertüchtigung", wie dies damals hieß, ein aktiver Turner, ein überzeugter Burschenschafter.

Es gibt kein Gebiet der Pathologie, zu dem Aschoff sich nicht geäußert und einen Beitrag geleistet hätte. Er hatte eine feste Meinung zu allen Problemen unseres Faches und war ständig bereit, sich weiterzubilden.

Er sprach durch seine eigenen Arbeiten, durch die Arbeiten seiner Schüler, durch seine Monographien, sein Lehrbuch und durch die Redaktion von „Zieglers Beiträge für pathologische Anatomie".

Er war der führende Kopf am Anfang des Jahrhunderts. Er kam nach Freiburg von Marburg. Dort hatte er seine Studien zur Arteriosklerose begonnen, war auf das Cholesterin gestoßen, dies brachte ihn dann zur Pathologie der Gallenblase und Gallensteine, schließlich der Gallenwege – und auch zur Arteriosklerose.

Schon in Marburg beschäftigte er sich mit dem Reizleitungssystem des Herzens. Er deutete den Reizbildungsknoten, den er zusammen mit seinem japanischen Schüler S. Tawara (1906) präparierte. Durch diese Arbeit war er auf ein damals hochaktuelles Thema gestoßen, die Reizleitungsstörung, aktuell wegen des gerade aufkommenden EKG (Einthoven 1903, 1915).

Er brachte damit, wenn ich es burschikos ausdrücken darf, das Herz in Bewegung. Er arbeitete über die Arbeitsmuskulatur des Herzens. Ich erinnere an das rheumatische Knötchen, das mit seinem und Geipels Namen verknüpft ist. Er hat sich den Herzmuskel in Bewegung vorgestellt und damit ist ein Stück funktionelle Pathologie entstanden, die vor allem seine Schule weiterverfocht.

Er hat die Pathologie als Schwester der Physiologie bezeichnet (F. Büchner 1966). Aschoff tat den entscheidenden Schritt von der morphologischen zur funktionellen Pathologie (Franz Büchner 1942), ohne die Wichtigkeit, die Basis der Morphologie zu vernachlässigen. Er sagte, daß die funktionelle Pathologie ohne morphologischen Bezug sei wie ein Riesenaufschwung ohne Reck (Büchner 1942). Er hat gefordert, daß die pathologische Physiologie an pathologischen Instituten offiziell vertreten sein soll.

Das Entscheidende war, daß er den Schritt von der Zellularpathologie, die er nie verlassen hat, *weiter* ging zu der *Pathologie des Systems*, wie ich es einmal nennen möchte.

Ludwig Aschoff hat das Retikuloendotheliale System herausgearbeitet (1924), das als ein Abwehrsystem im ganzen Organismus zu denken war und das die Basis für die moderne Vorstellung des Immunsystems einleitete. Der „Trend zum System" bringt ihn auch in seinen Untersuchungen zu „Systemmißbildungen im Mesenchym" (1927).

Über seine Studien zum Cholesterin bei Arterosklerose und Gallensteinen hat er die Chemie in die Pathologie einbezogen. Er war das Urbild des Pathologen: fachlich überragend, vielseitig interessiert, allgemein gebildet, offen für alle Probleme, die die Klinik, die die Fakultät, die die Zeit boten. Von natürlicher Gesinnung gebildet war er den Bedürfnissen der praktischen Medizin gegenüber aufgeschlossen, die er durchaus kannte. Sein Vater war in Berlin ein praktischer Arzt.

Aschoff war gefürchtet als Diskussionsredner, andererseits brachte eine günstige Aufnahme und Beurteilung eines Vortrages für einen jungen Redner eine hohe Anerkennung. Er war von seinen Schülern hochverehrt, geachtet in der Wissenschaft und in seiner Fakultät.

Streng in den Anforderungen an sich und seine Leute, immer auf dem Sprung. Rudolf Virchow war in den UFA-Film „Robert Koch" von Werner Kraus zwar hervorragend schauspielerisch, aber – wegen Virchows Bismarck-Gegnerschaft – ungünstig dargestellt. Aschoff sah darin nicht nur eine Verunglimpfung des Meisters, sondern auch des Faches. Er schrieb sein Büchlein über Rudolf Virchow, in dem er das Bild zurechtrückte. Aschoff war rührig, einfallsreich, vielseitig, von einer ungeheuren Aktivität. Er hatte eine Vielzahl von Mitarbeitern, die seine Ideen bearbeiteten. Er hat eine Menge von Kurzassistenten gehabt (denen er, so sagt man, kein Zeugnis ausstellte, wenn sie keine wissenschaftliche Arbeit zustande gebracht hatten).

Vor allem aus Ostasien kamen nahezu alle an der Pathologie interessierten Persönlichkeiten nach Freiburg. Aschoff hat 1924 eine Vortragsreise in Japan absolviert, die wie eine Triumphfahrt – nach dem Krieg! – verlief. Die Vorträge sind in einem eindrucksvollen Band zusammengefaßt: „Vorträge über Pathologie in Japan. Gehalten an den Universitäten und Akademien Japans im Jahre 1924" (Jena 1925). Die Vielseitigkeit seiner Interessen zeigt sich in der unterschiedlichen Thematik seiner Monographien. Von dem Reizleitungssystem und dem Retikuloendothelialen System wurde bereits gesprochen. Zur Gallensteinbildung hat er eine Monographie geschrieben ebenso wie auch über das Gasödem (1938) und zur Sonnenbestrahlung (1908), über das Greisenalter (1938) und vieles andere mehr. Im 1. Weltkrieg war er der erste „Beratende Pathologe", leitete die Kriegstagung in Berlin 1916 und gab nach dem Kriege die pathologisch-anatomischen Ergebnisse in den Sammelbänden unter von Schjerning heraus (vgl. S. 65).

Er redigierte „Zieglers Beiträge" vom 39. Band im Jahre 1907 bis zum 106. Band 1942 und drückte dieser Publikationsreihe seinen unverkennbaren Stempel auf.

4.2.3 Martin Benno Schmidt (1863–1949)

Martin Benno Schmidt war über 16 Jahre Assistent und Schüler von v. Recklinghausen. Dieser hat ihn spät zur außerordentlichen Professur in der Fakultät eingegeben, weil er der Meinung war, daß Privatdozenten unmittelbar Ordinarien werden müssen. In dieser Zeit war er Co-Assistent mit dem (jüngeren) Ludwig Aschoff.

Friedrich Daniel von Recklinghausen ist der bedeutendste Schüler von Rudolf Virchow. M. B. Schmidt ist also ganz in deren pathologisch-anatomischen Gedankengängen auch in der experimentellen Pathologie erzogen.

Den ersten Ruf erhielt er auf die neugegründete Akademie Düsseldorf, wurde aber schon im nächsten Jahr – ohne in Düsseldorf gelehrt zu haben – als Nachfolger von Paul Ernst nach Zürich berufen, folgte dann – als Nachfolger von Beneke – dem Ruf nach Marburg und gelangte 1913 nach Würzburg. Dort hatte er 22 Jahre den Lehrstuhl inne und blieb der Universität trotz mehrerer ehrenvoller Rufe treu. Für seine ausgleichende Redlichkeit spricht, daß er nur 3 Jahre nach seiner Berufung zum Rektor der Universität Würzburg gewählt wurde (1916).

M. B. Schmidt gehörte zu den Gründern der Deutschen Pathologischen Gesellschaft. Er gab von 1903 bis 1949 als Redakteur das von Ziegler gegründete Zentralblatt für Pathologie heraus. Das sind 85 Bände! Es handelt sich um eine Arbeit, die man nicht hoch genug einschätzen kann, sie lief „nebenher" – die Arbeit, die dann unter dem Namen des Autors im Druck erschien, läßt nicht erkennen, wieviele Briefwechsel und Korrekturen des Redaktors dahinter steckten.

M. B. Schmidt wandte sich der morphologischen Seite der Stoffwechselpathologie zu. Er beschäftigte sich mit dem Amyloidproblem. Er deutete Amyloid als ein Gerinnungsphänomen im interstitiellen Bindegewebe.

Diese Forschungsrichtung ging in modernen Formen über auf seinen Schüler Letterer und auch auf Kurt Apitz, der bei ihm durch seine Promotion für das Fach gewonnen wurde und später zu Rössle nach Berlin ging. Vom Eiweißstoffwechsel ging er weiter und lieferte Grundlagen zu dem Kalkstoffwechsel. Hier wird der unmittelbare Einfluß der speziellen pathologischen Arbeiten von v. Recklinghausen über den Knochen deutlich. M. B. Schmidt war durchaus allgemeiner Pathologe und sah in der einfachen Beobachtung von Knochenkrankheiten die gebührende Reaktion des Kalkstoffwechsels. Er hat sich folgerichtig auch mit bestimmten Knochenkrankheiten und Knochentumoren beschäftigt. Wie häufig bei den Fachvertretern dieser Generation war er ein sorgfältiger Beobachter des Einzelfalles. So beschrieb er die von ihm so genannte „Kalkgicht". Er erlebte noch die Erforschung der Kalkstoffwechselsteuerung durch die Epithelkörperchen.

Seine Forschung gab er durchweg in großen Übersichten bekannt. So das Amyloid-Referat auf der 7. Tagung der Deutschen Pathologischen Gesellschaft im Jahre 1904, seine Studien zur Verkalkung erschienen 1921 in dem Handbuch der Allgemeinen Pathologie von Krehl und Marchand.

Über Blut, Blutung, Blutzufuhr kam er zu den hämoglobinogenen Pigmenten, dann auch zu dem Eisenstoffwechsel. 1930 berichtete er in einem Referat auf der 25. Tagung der Deutschen Gesellschaft für Pathologie in Berlin über „hämorrhagische Diathesen".

Von dem morphologischen Begriff der Blutung, der hämorrhagischen Diathesen kam er so zu dem Eisenstoffwechsel, der in seinen Stoffwechselkomplex paßte. Er zeigte in ausgedehnten tierexperimentellen Untersuchungen die Abhängigkeit des Eisenstoffwechsels – der Anämie – von der Eisenzufuhr in der Ernährung, also von der Diät. Die Versuche wurden über mehrere Generationen an Ratten weitergeführt und der Eisenmangel über die Generationen hin analysiert. Er erkannte auch die Rückbildung (fast) aller Schäden durch Eisenzufuhr. Darüber lieferte er eine ausführliche Monographie (1928).

Auch den Fettstoffwechsel, insbesondere im Zellbild, hat er verfolgt; diesen Bereich hat dann sein Schüler Leupold fortgesetzt.

Man konnte in der damaligen Zeit nicht „Stoffwechsel" sagen, ohne auch das Cholesterin zu bearbeiten. Diese Arbeitsrichtung ging dann auf seinen (jüngsten) Schüler Erich Müller über.

Man sieht daraus, wie bleibend anregend und fortwirkend er gewesen ist. Sein Fleiß, seine Güte, sein didaktisches Geschick, seine Beharrlichkeit und seine menschliche Größe in der Fakultät und bei den Studenten wurden allgemein gerühmt. Auch der Emeritus (seit 1934) arbeitete stetig und erfolgreich über mehrere Jahre im pathologischen Institut. Hier fesselte ihn besonders die Transportfunktion des Blutes für Neutralfett.

Eugen Kirch, ein später Nachfolger, hat ein bewundernd liebevolles Lebensbild in der Würzburger Physiko-Medica gegeben (1951). G. B. Gruber hat ihn (1950) gewürdigt als den langjährigen Herausgeber des Zentralblattes, wodurch er eine für damalige Verhältnisse internationale Bedeutung erhalten hatte.

Freundschaftliche Lebensbilder sind anläßlich seines 85. Geburtstages von seinen Schülern Letterer (1948) und Erich Müller (1948) gezeichnet worden.

4.2.4 Paul Ernst (1859–1937)

Paul Ernst, in Zürich in einer „hippokratischen Familie" geboren, war das Urbild dessen, was eine Fakultät von der Pathologie haben sollte. Er war die zentrale Figur in dem Wissenschaftskonzert von Klinik und Theorie in Heidelberg, der Klinik zugewandt, in allen Gebieten der Naturwissenschaften beschlagen – nach seiner Emeritierung studierte er systematisch physiologische Chemie und Pharmakologie – allgemeingebildet, künstlerisch im Denken und von einer gewinnenden Ausdrucksweise, an der die Sprache allein schon alle entzückte. Die bei seinem 70. Geburtstag oder zu seinem Tode allenthalben erschienenen Gedenkartikel lassen an vielen Stellen nüchterne Wissenschaftler geradezu schwärmen (Borst 1929, Schmincke 1929, 1938, Froboese 1929, Gross 1929; M. B. Schmidt 1938).

Seine fesselnde Beredsamkeit, seine klare Sprache, sein treffender Vortrag standen mit der gewinnenden Persönlichkeit in Einklang, diesem „unvorstellbaren konsonierenden Grundakkord seines Wesens" (Froboese, 1938). Er war zunächst Schüler von Edwin Klebs in Zürich, dann (gewissermaßen folgerichtig) ging er zu Robert Koch und war dort Assistent (Babes-Ernstsche Körperchen) und war seit 1886 Assistent bei Julius Arnold, wo er sich 1888 habilitierte für Pathologie und Bakteriologie. 1900 wurde er Nachfolger von Ribbert auf dem Lehrstuhl in Zürich, 1907 (bis 1928) übernahm er den Lehrstuhl in Heidelberg. Nach seiner Emeritierung las er für Studenten – wie es in dieser Zeit durchaus gängig gewesen war – Geschichte der Medizin.

Seine wissenschaftlichen Ziele sah er in der allgemeinen Pathologie. Hier war er Schüler von Klebs und Koch, vor allem aber von Julius Arnold. Wie dieser beschäftigte er sich mit der Zelle, ihren Aufgaben, ihren Veränderungen, ihrem

Tod (in Bethes Handbuch der Physiologie 1 1929). „Aus der Zellularpathologie Virchows schuf er die Pathologie der Zelle" (A. Schmincke 1938). Studien von Paul Ernst zu der Zelle – die naturgemäß nur noch historische Bedeutung haben – zeigen die Verbindung von dem, was man sieht, zu der Zelleistung, die man kennt: Sekretion, Resorption, Auswahl (Adsorption) durch Membranen, durch Fermente, Stoffwechselleistung, Speicherung. Niemals waren seine Arbeiten auf das Detail beschränkt. Er stieß immer – wie es in seinem Nachruf heißt – mit seinen Gedanken „durch ins Freie".

So führte der Zelltod zu dem „allgemeinen Tod" (im Krehl-Marchandschen Handbuch der Allgemeinen Pathologie), von der Degeneration zur Regeneration.

Er war – über das Allgemeine hinaus – der beste Kenner der Pathologie des Nervensystems. Im Handbuch der Mißbildungen bearbeitete er das Zentralnervensystem.

Er verstand es, durch sein Wissen, durch seine Art mit seiner rhetorischen und didaktischen Gabe der Pathologie Gehör zu verschaffen. In seiner berühmten Rede auf der Tagung der Deutschen Gesellschaft für Naturforscher und Ärzte 1926 erscholl sein drängender Ruf nach dem „morphologischen Bedürfnis", der bis heute nicht verhallt ist – wenn er doch nur lauter geworden wäre!

In diesem Vortrag, der so ganz seiner sachlichen und gelehrten Art entsprach, kommt viel mehr zum Ausdruck als der mahnende Arbeitstitel. Hier zeigt sich die Gesamtschau von einem, der sehen kann, der aus dem Detail heraus die Welt erblickt.

4.2.5 Max Borst (1869–1946)

Max Borst war Franke, in Würzburg geboren, Würzburg immer verbunden, er war dort Assistent und späterer Nachfolger von Eduard v. Rindfleisch. Er wurde 1910 nach München als Nachfolger von O. v. Bollinger berufen und blieb bis zu seinem tragischen Ende (durch einen Autounfall) 1946. Als er 1910 nach München kam, fand er im dortigen Institut Robert Rössle und Werner Hueck vor. Seinen Freund aus Würzburg, den Privatdozenten Alexander Schmincke, brachte er mit. Mit den Namen dieser Arbeitsgruppe ist eine ungemein vielseitige Epoche der Pathologie der Zeit umschrieben.

Bei Beginn des 1. Weltkrieges war Borst zunächst im Feldlazarett als Arzt tätig, wechselte dann aber in die in der Bayerischen Armee auf seine Initiative begründete Institution des Beratenden Pathologen. Analoge Einrichtungen wurden auf Initiative von Aschoff auch in den anderen Armeekorps eingerichtet.

Der wissenschaftlich große Wurf gelang Borst zu Beginn des Jahrhunderts in Form der mit immensem Fleiß zusammengetragenen zwei großen Tumorbände: Die Lehre von den Geschwülsten (Wiesbaden 1902).

Er vertrat die damals nicht selbstverständliche histogenetische Entstehung und Einteilung der Geschwülste, die er konsequent durchführte und damit ein verstandesgemäßes Gerüst gab. Dieses Werk über die spezielle Tumorlehre er-

gänzte er 1924 durch seine „Allgemeine Pathologie der malignen Geschwülste"
(Leipzig 1924).

Auf dem „Borstschen System" beruht unsere heutige Auffassung noch immer,
auch wenn bei den differenzierteren und differenzierenden Anschauungen heute
nicht mehr deutlich wird, wo eigentlich diese Wurzel liegt. Im Aschoffschen
Lehrbuch hatte er das Kapitel über das pathologische Wachstum übernommen.

Obwohl seine Tumorlehre vorwiegend grundlegenden Charakter hatte, ist
doch die Vielzahl der Befunde im Detail, die große Intensität der Einzelbeobach-
tungen bemerkenswert.

Max Borst war durchdrungen von der Verpflichtung des Pathologen, seine
Erkenntnisse als Grundlage für das praktische Handeln des Arztes diesem wei-
terzugeben.

Wenn auch die Tumorpathologie – vielleicht besser: Tumorbiologie – sein
ureigenstes Arbeitsgebiet gewesen ist, so hat er doch auch andere Gebiete
fruchtbar bearbeitet – allerdings vorwiegend unter dem Oberbegriff des pathologischen Wachstums. Er war der erste, der sich – zusammen mit dem Chirurgen
Eugen Enderlen – intensiv mit der Transplantationspathologie beschäftigt hat, in
einer Zeit, in der von immunologischen Prozessen bei der Transplantation so gut
wie nichts bekannt gewesen ist. Er hat besonders transplantierte Sehnen, Knorpel, Knochen, Gelenke untersucht (1912).

Mitten in der schlechtesten wirtschaftlichen Lage – 1928/1930 – gelang es ihm,
den noch heute bewundernswert geräumigen und seine Aufgabe erfüllenden Bau
des Pathologischen Instituts in München zu errichten. Für Generationen von
Studenten, denen er stets eng verbunden war, schuf er das Lehrbuch der pathologischen Histologie, das sowohl den Meister der Didaktik als auch den Künstler
widerspiegelt.

Max Borst war von hoher Musikalität – sowohl am Klavier als auch am Cello –
„Den Cellobogen meisterte er wie Skalpell und Mikroskop" (Döderlein 1939). Er
drückte seine Gedanken in Kompositionen aus, die er gegen Ende seines Lebens
auch öffentlich aufführte.

Zur Obduktion seines Fakultätskollegen, des Internisten Friedrich v. Müller,
legte er den Frack an.

4.2.6 Werner Hueck (1882–1962)

Werner Hueck hat eine eigene geistige Richtung eingeschlagen. Er beschäftigte
sich mit der Weiterentwicklung der naturwissenschaftlichen Anschauung. Hueck
war Schüler von Oberndorfer und Dietrich, kurz noch von Bollinger und Borst,
dann übernahm er in Rostock den Lehrstuhl und wurde dann Nachfolger von
Marchand in Leipzig und hatte später 1947 bis 1956 den Lehrstuhl inne in München. Hueck war trotz differenzierter Einwände ein überzeugter Anhänger von
Rudolf Virchow, wenn es um die Krankheit als naturwissenschaftlichen Ausdruck ging. Er glaubte aber, daß die Zelle allein zu wenig, zu unvollständig, das
ganze morphologische und pathophysiologisch-dynamische Gesetz der Krank-

heit erfassen könnte. Seine wissenschaftlichen Gedankengänge über die Zwischensubstanzen, die er ebenfalls in den lebendigen Prozeß mit einbezogen sah, schienen ihn „über die Zellulartheorie" hinaus zu führen, weil sie das Ganze, die gesamte Gewebsgruppe, das Organ, ja die gesamte Persönlichkeit des Kranken strukturell und funktionell nicht zu erklären vermochte (1923).

Hueck wollte nicht die Zelle allein, vielmehr die „lebendige Materie" – das ist Zelle und Interzellularsubstanz – in den Blick nehmen. So kam er zu der „Morphologie" – Struktur und Funktion – und mit diesem Gesichtspunkt entstand dann die „Morphologische Pathologie" (1948). Im Grunde zweifelte Hueck nicht an der Zellularpathologie. Seine langjährigen Studien zum Mesenchym ließen ihn aber doch erkennen, daß „Protoplasmaanastomosen" der abgegrenzten Einheit der Zellen widerstrebten. Das abgegrenzte „Individuum Zelle" war für Hueck durch die vielseitigen Interzellularverbindungen nicht real. Die „kernhaltigen Protoplasmamassen" entsprachen nicht dem Zellbild.

Heute, wo wir interzelluläre Signale verfolgen können, ist der Gedanke nicht so fremd, wie der von Hueck gewesen war. In diesem Zusammenhang werden die „zellunabhängigen" Krankheiten der Grundsubstanz etwa mit dem Beispiel, daß die Krankheit als pathologische Übertreibung die Physiologie zu erklären vermag, eingestuft, z.B. die Verfestigung der Grundsubstanz bei der Amyloidose, die „Abnutzungskrankheiten" im Alter und vieles andere mehr. Krankheit sei in diesem Sinne eine Gemeinschaftsleistung von Zelle und interzellulärer Struktur.

Bei diesen Überlegungen sprach sich Hueck (1923) für das teleologische Urteil eines organismischen Prozesses aus. Er eilte seiner Zeit auch hier voraus: Bald stellte sich der Verdacht heraus, daß immer, wenn der teleologische Gedanke sich aufdrängte, ein Regelsystem angesprochen wurde.

Hueck hat mehrfach sein „Glaubensbekenntnis" niedergelegt, zunächst in seiner Präsidialrede auf der 26. Tagung unserer Gesellschaft 1931 in München. Unausgesprochen aber deutlich kommt das „Glaubensbekenntnis" in seinem Nachruf auf seinen Vorgänger und alten Lehrer Max Borst (1950). Sehr viel konkreter gibt Hueck in dem berühmt gewordenen „offenen Brief" zum 70. Geburtstag von Lubarsch seine Anschauung: „Sind Deutungen, die der Einbildungskraft entsprungen sind, in der Morphologie berechtigt?" Beobachtungen und Darlegungen (Einbildungskraft) müßen gemeinsam zu einer Ordnung kommen, müssen ein Ordnungsprinzip verstehen lehren. In Beobachtung und Einbildungskraft sieht Hueck die zwei Wege jeder wissenschaftlichen Arbeit. Diese beiden ergeben notwendige und berechtigte Methoden zur Weiterentwicklung auch der Zellularpathologie. Lange vor Snows „Zwei Kulturen" hält Hueck eine Teilung von Naturwissenschaft und Philosophie für nicht berechtigt. Auch der Dualismus von pathologischer Anatomie und pathologischer Physiologie wird von ihm abgelehnt. Er wollte die Morphologie schlechthin als eine dynamische Form betrachtet wissen, die mehr sei als nur eine Ansammlung von Zellen. Davon zeugt eben auch sein grundlegendes Werk, das auch für Studenten eine Quelle des Verständnisses bietet, die „Morphologische Pathologie" (1948).

Werner Hueck war ein eigenartiger Denker. Natürlich war ihm die Pathologie als Krankheitslehre ein Ziel, das mit naturwissenschaftlicher Methodik angestrebt werden mußte. Er hat die Möglichkeiten der Morphologie erkannt, sein Buch ist kein eigentliches Lehrbuch der pathologischen Anatomie, vielmehr eine Krankheitslehre, wie sie sich aus morphologischer Sicht, mit morphologischer Methode – im Sinne der Morphologie von Goethe – darstellt.

Neben seinen Arbeiten über das Zwischengewebe, über die Interzellularsubstanz befaßte er sich vor allem mit dem Cholesterinstoffwechsel, mit dem Cholesterin in der Pathologie.

Sein Unterricht zeigte die Zerrissenheit seiner Seele: Er zeigte die Dinge, wie sie sind – dann, wie sie auch sein können, wie sie unter bestimmten Bedingungen sind – wie sie sozusagen im Leben wirklich sind. Die Studenten hatten Freude an diesem kritischen Unterricht, der keineswegs das Selbststudium ersetzte.

*

Es ist sicher nicht rechtens – und nur durch die Notwendigkeit einer Auswahl aus der Fülle entschuldbar – wenn hier nur die erwähnten Forscher kurz, schlagwortartig, repräsentativ dargestellt werden.

Es ist eine reizvolle Aufgabe für Medizinhistoriker, eine Biographien-Sammlung der Pathologen dieser Zeit zusammenzustellen, die Vernetzung der Lebens- und Wissenschaftgeschichte aufzuzeigen. Eine solche Bearbeitung enthielte nicht nur starke, vehement durchgeführte Diskussionen um die Gegenstände unseres Faches, sondern vor allem die Lebensbilder von ungemein fleißigen, bescheidenen, der Sache hingegebenen Forschern, mit zum Teil weitreichender, heute noch wirksamer, wenn auch anonymer Folgewirkung.

Diese Aufgabe kann als ein „nobile officium" aufgefaßt werden: Zu jener Zeit, als die Geschichte der Medizin noch nicht überall als Lehrfach offiziell mit Fachhistorikern besetzt war, haben gelegentlich Pathologen – mit offiziellem Lehrauftrag – das Fach Geschichte der Medizin den Studenten nahe gebracht: In Freiburg Ludwig Aschoff, in Heidelberg Paul Ernst, ferner Walter Pagel. Die großen Männer dieser Epoche – nicht nur die, die ich jetzt ganz oberflächlich beschrieben habe – haben offenbar eines gemeinsam: Nach einer Phase der akademischen Unstetheit mit einer bemerkenswerten Mobilität – vielleicht nur für ein Semester in einer Hochschulstadt – verkörperten sie ganz bald das Bild der Beständigkeit und Kontinuität auf dem Lehrstuhl, der ihnen angemessen schien.

Aschoff war 30 Jahre in Freiburg, machte es zu dem, was es für die Pathologie lange war, M. B. Schmidt 22 Jahre in Würzburg, wo er die Fakultät und die Umgebung gefunden hatte, die zu ihm paßte, Borst – nach kurzen Jahren in Köln, Marburg und Würzburg – 36 Jahre in München, Marchand 21 Jahre in Leipzig, E. Neumann 38 Jahre in Königsberg, Rössle 24 Jahre in Berlin.

Die Länge der Zeit war gewiß auch durch die damalige Ruhestandsregelung möglich. Vor allem aber war dadurch die Beständigkeit der eigenen Forschung in dem gewohnten Milieu, nach dem Wandel der akademischen Wanderjahre gewährleistet.

Die durch die vielen Jahre sich ergebende Kontinuität trug Früchte. Beständigkeit und Wandel gehören zu der Biographie des akademischen Forschers, im Gegensatz zu den Managern großer Industrieunternehmen, die durch Wechsel

Karriere machen. Vielleicht ist dadurch der häufige Wechsel bei amerikanischen Forschern zu erklären, die freilich andere Bedingungen der Universität vorfinden. Sicher sind die dortigen Verhältnisse nicht vergleichbar – zum mindesten nicht in dem angegebenen Zeitraum.

Pathologen waren immer schon originäre und originelle, manchmal auch originale Denker. Vielmals gab es Originale und manchmal auch Sonderlinge, „von einer Art, nach denen man Heimweh haben darf" (Wendehorst 1993). Wir sehen eine große Zahl von Forschern, die die so notwendige Kärrnerarbeit auf der breiten Straße der Aktualität leisten. Sie bearbeiteten Probleme, die eben „dran" sind.

Mit der viel zitierten Anregung der alltäglichen Beobachtung im Sektionssaal oder am Mikroskopiertisch ist es eine solche Sache: Auch die schönste Beobachtung muß den günstigen Augenblick finden!

Idee und Problem – Problem und Kopf sind wie Schlüssel und Schloß. Es gibt eine ganze Reihe von Sonderlingen, die abseits vom Markte ihre Probleme gefunden haben und von ihnen beherrscht werden, mit ihnen glücklich geworden sind. Nach langer Einsiedlerarbeit haben sie dann mit einem Schlage etwas Allgemeingültiges und allgemein Interessantes und Verwertbares gefunden, das sie zum Markte tragen können.

Als Beispiel ist hier Gustav Ricker zu nennen, in gewisser Weise auch Friedrich Feyrter. Der Nachfolger von Rudolf Virchow auf dem Lehrstuhl in Berlin, Johannes Orth (1847–1923) – vorher in Göttingen – hat ein vielbenutztes Buch herausgegeben, das in mehreren Auflagen einen gewaltigen Einfluß auf die morphologische Diagnostik gehabt hat: „Pathologisch-anatomische Diagnostik nebst Anleitung zur Ausführung von pathologisch-histologischen Untersuchungen" (Berlin 1917, 8. Aufl.).

Es diente nicht als Lehrbuch, obwohl eigentlich alles darin enthalten war, es diente dem praktisch arbeitenden Pathologen. Nach Orth kam auf den Berliner Lehrstuhl der vielseitige Otto Lubarsch (1860–1933), der in einem „Bewegten Gelehrtenleben" – so der Titel seiner leidenschaftlich geschriebenen Lebenserinnerungen (1931) – zu allen Themen unseres Faches Stellung bezogen hat. Otto Lubarsch war sicher ein kämpferischer und unbequemer Gelehrter, der in einem fast unglaublichen Arbeitspensum für unser Fach neben der Redaktion von Virchows Archiv das vielbändige Handbuch und die „Ergebnisse" herausgegeben hat.

Felix Marchand (1846–1933) war stetig, gewissenhaft, sorgfältig, enorm fleißig, glasklar in seiner Denkweise – ein Lehrer mehrerer Generationen von jungen Pathologen. Er hat seinen Werdegang selbst in den von Grote herausgegebenen Lebensbildern dargestellt (Grote, L.R.: Die Medizin der Gegenwart in Selbstdarstellungen, Bd. 1 1923).

Nicht vergessen sei der vielseitige, immer auf dem Sprung sich befindende Georg Benno Gruber (1884–1977). Es ist sicher, wie schon betont, ungerecht, nur einzelne Forscher aus der Vielzahl zu beleuchten.

Die Pathologie als Wissenschaft wird in der Nach-Virchow-Zeit gebildet durch die Summe einer Vielzahl von Bemühungen, von großen Ideen, von Erkenntnis-

sen – alles ging in die Gedanken der allgemeinen Krankheitslehre und in die
Klinik über, ohne daß die Gedanken bis in die Hirne der Verfasser zurückver-
folgt wurden. Wenn man das wollte – die Verfolgung der einzelnen Gedanken,
ihre Ordnung nach den einzelnen Urhebern und Denkern, müßte man eine Geschichte nicht nur des Faches sondern auch der klinischen Partner, des Umfel-
des, schreiben. Eine solche Darstellung würde zugleich eine Kulturgeschichte des
20. Jahrhunderts werden.

4.3 Schule – Humus der Wissenschaft

Die „wissenschaftliche Schule stellt ein „Schulbeispiel" von Beständigkeit und
Wandel in der Forschung dar. Schule bildet den Ort der Verwurzelung mehrerer
Wissenschaftler, die Stelle der gemeinsamen assoziativen Kreativität. Die Beständigkeit wird durch die Schule, ihren „Meister", ihre Gallionsfigur, also durch
die Persönlichkeit mit der ausstrahlenden Wirkung auf die Schüler bestimmt. Es
erfolgt eine einheitliche „Kopfdüngung". Der Wandel wird hervorgebracht durch
die vielfältige tiefschürfende oder auch weitgespannte Tätigkeit der Schüler.

In der Berichtszeit sind die wissenschaftlichen Schulen vielfältig wirksam,
stärker als zum Beispiel in unserer Zeit. Oft wird der akademische Einfluß dieser
Schulen überschätzt, wahrscheinlich dadurch, daß der Gründer einer Schule eine
derartige persönliche Ausstrahlung besitzt, daß er auch in der akademischen
Vergabe von Lehrstühlen häufiger um Rat gefragt wird, sicher häufiger, als es der
Bedeutung seiner Schule entspricht.

Unter wissenschaftlichen Schulen gibt es einseitige, sachbezogene, die ein
sachliches Problem methodisch mannigfaltig und reichhaltig mit vielen Verzweigungen bearbeiten. Die Ergebnisse dieser Schule sind tiefschürfend, für den bestimmten Vorgang förderlich. Aus dieser Schule kommen Fachleute für einen
betreffenden Sachbezug hervor. Der Nachteil besteht darin, daß die Schüler eben
sehr stark einseitig vertieft sind, es ist dann immer die Frage, wie weit sie sich
auch in andere Arbeitskreise einfinden können.

Diesem Typus der wissenschaftlichen Schule steht die andere gegenüber, ich
möchte sie nennen die „Schule der Vielfältigkeit". Es gibt hier Grundlinien, die
in einseitiger Vertiefung verfolgt werden. Daneben aber ist die Anregung des
Alltags doch so wesentlich und auch den wissenschaftlichen Geist dieser Schule
bestimmend, daß eine Vielfalt von Problemen bearbeitet wird. Diese Schule hat
gewissermaßen mehrere Schwerpunkte, die im einzelnen vielleicht nicht mit einer solchen Tiefe wie bei der sachbezogenen Schule bearbeitet werden können,
die aber den Vorteil haben, daß sie methodisch sich gegeneinander ergänzen
können und damit Querverbindungen entstehen, die ohne ein solch enges Zu-
sammenarbeiten nicht möglich wären.

Diese Schule lebt ganz wesentlich von der geistigen Osmose des jeweiligen
Hauses. Schule, die ganze Schule, ist nicht einfach Lehrer-Schüler-Verhältnis.
Eine Schule ist gekennzeichnet durch eine enge Verbindung mit allen „Mit-

Schülern" in Diskussion, Denkart und Methoden. Dadurch kann es vorkommen, daß einer lange im Institut als Assistent arbeitete, nicht aber zur Schule gehört.

Schule nach „ordo et forma" kann man nicht machen. Schule ist man. Von der „Zwergschule" bis zur „Hochschule" – alles ist möglich. Wissenschaftliche Schulen bearbeiten ein Problem von vielerlei Seiten über mehrere Generationen, vor allem über mehrere Köpfe, die vielfache Verzweigungen des Problems – bis zu ganz anderen Ergebnissen – erzielen. Es ist reizvoll, den einheitlichen roten Faden über einige Generationen, auch über die Vielfalt des gewechselten Gegenstandes zu verfolgen.

Es zeigt die Betrachtung über das halbe Jahrhundert der medizinischen Entwicklung, daß der Fortschritt der Einzelprobleme wie auch der zusammenfassenden Systementdeckung an die Arbeit einzelner Forscher – sozusagen an den Hinterkopf einzelner – gebunden ist. Forschungsförderung ist Förderung Einzelner, einzelner Persönlichkeiten, die „Schule" machen. Junge begabte Forscher erhalten durch die Schule Ansehen, die jungen kreativen Geister Anregung und Arbeitsmöglichkeit. Schule ist daran gebunden, daß die führende Persönlichkeit die jungen kreativen Geister erkennt. Persönlichkeiten, die den Übergang der eigenen kreativen Phase in die der kreativen Assoziation mit einigen Schülern zuwege bringen, sind die eigentlichen Gründer der Schule.

Eine Schule – Humus der Gelehrsamkeit – kann nur entstehen um eine Persönlichkeit, aber ebenso essentiell sind dazu „Schüler, die etwas bringen" (P. Ernst 1934).

Die Schule lehrt wissenschaftlich sehen, arbeiten, leben. Die Schule von Lubarsch hat viele bekannte Prosektoren hervorgebracht, die in der Prosektur nie das wissenschaftliche Arbeiten, die Auswertung des Gesehenen und Beobachteten vergessen haben.

Die Frage nach der Schule ist bei Rudolf Virchow kompliziert. Fr. D. v. Recklinghausen, Cohnheim, Klebs – um nur einige zu nennen – waren herausragende Schüler, die das Gedankengut des Meisters weitertrugen. Aber gerade sie bildeten nicht, was man Schüler einer Schule nennen könnte.

Klebs war bald völlig mit dem Meister zerfallen, Cohnheim war auch nicht ganz anerkannt. Virchow wurde bei Besetzungen von neugeschaffenen Lehrstühlen nach Kandidaten gefragt und konnte dabei für seine – nicht habilitierten! – Schüler sprechen (es aber auch einer Fakultät übel nehmen, wenn sie seinen Vorschlägen nicht folgte!). Es gab viele Schüler, aber keine eigene Schule, zumal sich Virchow ja bald der Institutsarbeit nicht mehr in der wünschenswerten Weise widmen konnte.

Es gibt große Pathologen, die wissenschaftlich ungeheuer anregend gewesen sind, die aber doch nicht eine *einheitliche* Schule hervorgebracht haben. Bei manchen ist gerade die Faszination der täglichen Anregung geeignet, eine Schule der Mannigfaltigkeit zu machen. Zu diesen gehört Ludwig Aschoff, der sowohl in der allgemeinen als auch in der speziellen Pathologie unendlich anregend gewesen war und dabei in seiner Schule eine breite Vielfalt aufgebaut hat.

Wenn man die Arbeiten ansieht, die aus dem Aschoffschen Institut hervorgegangen sind, zeigen sie eine solche Vielfalt, daß man den einheitlichen roten Faden der Schule zu vermissen scheint. Und doch wird die Fülle der Einzelarbeiten, der Einzelgesichtspunkte, in zusammengefaßten großen, großartigen Referaten der ganz verschiedenen Art von dem Meister selbst geliefert. Man lese nur die Vorträge in Japan, dann findet man auch den „roten Faden".

Wie vielseitig Aschoff – Vertreter der als einseitig somatisch verschrieenen pathologischen Anatomie – sich um die Pathologie als Krankheitslehre, insbesondere um die Pathogenese bemüht hat, zeigt unter anderem sein Vortrag vor den Naturforschern und Ärzten 1908 in Freiburg: „Über die Wirkung des Sonnenlichts auf die Medizin".

Schule kann man nicht gründen, Schule macht man, ohne daß man es darauf anlegt, oder nur dann, wenn man es gerade nicht darauf angelegt hat. Manch großer Pathologe hat es nicht verstanden, Schule zu machen – am Vorbild lag es nicht, am Nachbild vielleicht – und manch großer Pathologe hat eine Schule nicht machen können, weil trotz wissenschaftlicher Gediegenheit und Originalität seine Ausstrahlung nicht ausreichte. Es gibt viele Schüler, aber keine eigentliche Schule.

Willy Giese hat einmal in Kiel darüber mit mir gesprochen und gesagt, daß er die Schule, die Doerr ausbildet, nicht billigen könnte. Seiner Meinung nach müsse ein Forscher von der Promotionsarbeit über die Habilitation sein ganzes Leben ein einziges Gebiet in voller Tiefe ausfüllen und alle aufkommenden neuen Methoden darauf anwenden.

Ich habe damals widersprochen mit Hinblick auf die Mannigfaltigkeit unseres Faches. Jahre später trafen wir uns wieder, er sprach mich auf unser früheres Gespräch an, er habe seine Meinung gründlich revidiert. Ich, Becker, sei der Grund, daß er seine Meinung geändert hätte. Dadurch, daß ich eben die „Schule der Mannigfaltigkeit" durchgemacht habe, hätte ich in Karlsruhe in der Prosektur ohne Bruch weitermachen können, was einem einseitigen Forscher schon allein apparativ nicht möglich gewesen wäre.

Rössle war ein Schüler von Arnold Heller (Kiel), der wieder ein Schüler von Zenker (Erlangen) gewesen ist. Rössle war auch noch eine Zeit bei Bollinger in München tätig. Wir sehen die Wurzeln seines Tuns: pathologische Anatomie in der morphologischen Sorgfalt von Arnold Heller, die naturwissenschaftliche, stets vergleichend zoologische, von ihm sogenannte naturhistorische Sicht des kranken Menschen in der Zoologie bei Richard Hertwig in München und die Tätigkeit im Hygieneinstitut bei Max von Gruber, die ihn sich in das damals aufstrebende und faszinierende Gebiet der Immunitätslehre einarbeiten ließ (vgl. W. Doerr 1956).

Rössle hat nie eine eigene Schule im engeren Sinne entwickelt, Schüler und Jünger sind wir aber alle. Drei seiner bedeutendsten Schüler sind im Krieg gefallen: Schürmann, Apitz, Helmke. Die Rösslesche Lehre aber wurde in Basel von Werthemann, in Bonn von Hamperl, in Leipzig und Mainz von Bredt und in Marburg und Göttingen von Linzbach weitergegeben.

Man kann nicht entscheiden, welche Schule „besser", welches Prinzip förder-
licher ist. Das hängt damit zusammen, daß es unterschiedliche Typen von Wissenschaftlern gibt. Dies jedoch ist ein weites Feld. Humus der Wissenschaft bildet nicht immer nur die Schule, es kann auch eine Methode eine derartige Rolle
spielen.

Hier das Beispiel von Edgar von Gierke: Er hat als Assistent des pathologischen Instituts der Universität Freiburg sich mit dem Glykogen befaßt und diesem in allen Organen unter allen Lebensbedingungen färberisch nachgespürt.
Seine Habilitationsschrift hat den Titel „Das Glykogen in der Morphologie des
Zellstoffwechsels". Sie ist als kleine Monographie bei Gustav Fischer, Jena 1905
erschienen. Die Tatsache, daß v. Gierke sich mit dem Glykogen während seiner
Habilitationsarbeit auseinandersetzte, hat dazu geführt, daß er auch später noch
in seiner Karlsruher Zeit (1909–1938) vieles mit Glykogenfärbungen bearbeitet
hat. Er war ein Kenner der Materie. So ist es ihm gelungen, die Glykogenspeiche-
rungskrankheit gute 20 Jahre später bei einem Kind mit großen blasigen Leber-
epithelien und Herzmuskelzellen zu deuten. Er hat am Mikroskop dabei das
Prinzip der Speicherungskrankheiten schlechthin herausgestellt, nämlich den
Einbau von Glukose in die Zelle, den Aufbau in der Zelle zu Glykogen und damit
aber die Unmöglichkeit, das große Molekül aus der Zelle herauszuschleusen.

Edgar von Gierke ging im Jahre 1909 von Freiburg nach Karlsruhe. In Frei-
burg war anstelle von Ernst Ziegler Ludwig Aschoff aus Marburg gekommen. In
Marburg hatte Aschoff sich mit dem Reizleitungssystem befaßt. In Freiburg hat
Aschoff das Reizleitungssystem durch die Glykogenfärbung dargestellt (1908).

Ist es zu weit hergeholt, auch hier von „Humus" zu sprechen, hat Aschoff
schon in Marburg Glykogenfärbungen zur Darstellung des Reizleitungssystems
verwandt (das auch „blasige Zelltypen" besitzt)? Hat er vielleicht die in Freiburg
fest etablierte (nicht ganz sichere) Färbung dort erst für die besondere Zielrich-
tung seines eigenen Problems als geeignet erkannt?

Der wissenschaftliche „Humus", wie ich ihn empfinde, ist für Forscher eines
bestimmten Problems anziehend und wird andererseits auch durch die geistige
Osmose befruchtet. Es gibt verschiedene Arten des wissenschaftlichen Humus:
Ein Beispiel des Humus, der durch die Kontinuität entsteht, gepflegt und fruchtbar gewesen ist, bildet die Tätigkeit von Gustav Hauser in Erlangen. Gustav Hauser war ausschließlich am pathologischen Institut der Universität Erlangen tätig
und habilitierte sich mit der Schrift: „Das chronische Magengeschwür, seine
Vernarbungsprozesse und deren Beziehungen zur Entwicklung des Magen-Car-
cinoms" 1883.

Seine für die damalige Zeit neuen und grundlegenden Erfahrungen belegte er
in seinen Monographien und im Handbucharikel im Henke-Lubarsch. Seine
Interessen galten der Pathologie des Intestinaltraktes von dem Magengeschwür,
dem Magenkarzinom und dem Rektumpolypen bis zum Rektumkarzinom – diese waren zu seiner Zeit die entscheidenden Probleme der Intestinalpathologie. Er
bildete eine Unzahl von Studenten über mehrere Generationen und auch von
Assistenten aus (z.B. Ernst Graser, der am Dickdarm die Divertikel beschrieb,
über die im Institut von Zenker und Hauser allerdings am Ösophagus vielfältig

gesprochen und geschrieben worden ist). Klinikärzte und die praktischen Ärzte der gesamten Region waren gut gastroenterologisch vorgebildet und sensibilisiert. Hauser lehrte 43 Jahre. Durch die Vorbildung der Klinikärzte war der Boden bereitet für die Kliniker, die sich ebenfalls mit gastroenterologischen Fragen beschäftigten: Leube, Penzoldt, bei deren Berufung vielleicht auch Hauser nicht ohne Einfluß war. Schließlich war der Boden so vorbereitet, daß die sehr viel später erfolgte Berufung von Henning – um zwei Jahrzehnte später! – und dann in Fortsetzung Ludwig Demling mit der so bekannten Erlanger gastroenterologischen Schule die wertvollste Frucht dieses so bereiteten Erlanger gastroenterologischen Bodens lieferten.

Der Beginn der gastroenterologischen Forschung in Erlangen liegt in der grundlegenden pathologischen Arbeit von Gustav Hauser und dessen über vier Jahrzehnte erfolgten Lehrtätigkeit.

Eine andere Form des wissenschaftlichen Humus kann man in Münster sehen: Der Pathologe Siegmund hat den Begriff des „aktiven Mesenchyms" in einer kleinen Monographie herausgestellt. Auch hat er eine Generation von Studenten – späteren Klinikärzten – in Münster ausgebildet. Viel später wurde aus der Frankfurter Klinik W. Hauss berufen, der sich seit langer Zeit mit der Arteriosklerose beschäftigt hat. Jahre später stellte er die „Mesenchymtheorie" der Arteriosklerose vor. Die Beeinflussung der Klinik durch den örtlichen Pathologen wie diejenige des örtlichen Pathologen durch die Klinik ist natürlich, legitim und voll realistisch, häufig aber okkult.

Bennhold lernte in seiner pathologisch-anatomischen Zeit die Kongorotfärbung des Amyloid. Er baute die Kongorotfärbung für die Klinik aus zur Bennholdschen Kongorotprobe. Er hat ein Leben lang über das Amyloid, über die Paraproteinosen des Blutes und Bluteiweißkörper gearbeitet. Seine Schule bearbeitete stets das Amyloid – und hat sich um die Diagnostik bemüht. Die Mißmahlsche Probe des Amyloidnachweises in den Rektumgefäßen wurde in der Bennholdschen Klinik herausgearbeitet.

Als Pathologe war in Tübingen Erich Letterer, der über Amyloid gearbeitet hatte. Er hat in Tübingen pathologisch-anatomisch über das Amyloid weitergearbeitet, aber auch darüber hinaus über die Pathologie der Eiweißkörper. Dazu war er glänzend vorgebildet durch seinen Lehrer M. B. Schmidt, der am Anfang des Jahrhunderts über Amyloid gearbeitet und auch bei der Deutschen Pathologischen Gesellschaft (1904) vorgetragen hatte. So haben sich in Tübingen zwei Stränge der Amyloidforschung, sowohl in der pathologisch-anatomischen als auch in der klinischen Art getroffen, ohne daß man darin einen Zufall sehen müßte. Solche Beispiele der örtlichen wissenschaftlichen Humusbildung lassen sich leicht vermehren.

Schule – das ist auch: einheitlicher Forschungsplan selbst bei unterschiedlichen Forschungsobjekten, der abhängig ist in Denkart, Interesse, Forscherdrang und Forscherfreude. Das Wesen einer Schule besteht darin, daß gewisse Grundbegriffe – über die vielleicht in der Öffentlichkeit, aber auch im Hause eifrig gestritten wird – als eine selbstverständliche, einheitliche Auffassung und Basis für weitere Forschung bereitstehen. Es ist dann die Einheitlichkeit mehrerer Forschungsrichtungen, die Addition auf verschiedenen Organeinheiten, die den Fortschritt der Erkenntnis begründet. So ist es innerhalb einer Schule die Selbstverständlichkeit des einen oder anderen Standpunktes, auf der weitergearbeitet wird.

Nicht schlecht ist es, *zwei* Schulen anzugehören. Allerdings gehört da eine gewisse Kunst dazu, wenn man in einer Schule schon eingewachsen ist, diese dann zu wechseln und wirklich auch nach der Transplantation in der neuen Schule eine Heimat zu finden. Es ist dies, wenn es gelingt, ein Vorteil und ein Glück, aber das Gelingen ist oft mit Einbuße des persönlichen Glücks verbunden.

4.4 Institutsentwicklung, Prosekturen

Die Beobachtung neuer Sachverhalte und ihre Assoziation mit bekannten Vorstellungen, die dadurch notwendig werdenden Korrekturen und Verfeinerungen der pathogenetischen Auffassungen – alles dies war an ein großes Beobachtungsgut gebunden, nicht so sehr an experimentelle Notwendigkeiten und apparativ gut ausgestattete Laboratorien. Dadurch war der *Prosektur* ein weites Feld der wissenschaftlichen Betätigung eingeräumt. A. Bauer (1993) ist dem Problem der Prosekturgründungen und der örtlichen Wirksamkeit von Pathologen nachgegangen. Große Prosektoren haben sich gleich den Leitern von Universitätsinstituten wissenschaftlich aktiv betätigt:

Schmorl in Dresden,
v. Gierke in Karlsruhe,
Herxheimer in Wiesbaden,
Dietrich, Löhlein, Ceelen in Charlottenburg
und natürlich Gustav Ricker in Magdeburg.

Es können hier nur einige exemplarische Namen genannt werden. Um diese Zeit, in der ersten Hälfte unseres Jahrhunderts, entfalteten praktisch alle Prosekturen eine umfangreiche wissenschaftliche Tätigkeit durch die Bearbeitung ihres Untersuchungsgutes vor allem aus dem Sektionssaal. Aus dieser Zeit gründete sich der Ruf der Prosekturen als des wissenschaftlichen Gewissens der Krankenhäuser. Es war aber auch folgerichtig, daß viele Lehrstühle der Pathologie von ehemaligen Prosektoren besetzt wurden – oder umgekehrt, daß viele Ordinarien den für ihre Tätigkeit entscheidenden Weg über die Prosektur gingen:

Wätjen über Wuppertal, Beneke und Jores über Braunschweig, Fahr über Mannheim, Letterer über Dresden, Büchner über Berlin, Gruber über Mainz, Lubarsch und Huebschmann über Zwickau, Krauspe über Berlin-Moabit, Henke, Dietrich, Löhlein, Versé, Ceelen über Charlottenburg, Lauche über Nürnberg, Linzbach über Berlin am Urban, Holle über Gera, Uehlinger über St. Gallen, Giese über Bremen, Masshoff, Bohle über Stuttgart – u .v.a. mehr.

Vereinzelt zogen Prosektoren ihr Institut wegen des reichhaltigeren Beobachtungsgutes einem Ruf an die Universität vor, z.B. D. v. Hansemann. Zwei Rufe an renommierte Hochschulen hat Georg Schmorl abgelehnt, um in Dresden zu bleiben.

Brunner und Mitarb. (1991) haben die wissenschaftliche Teilnahme der Prosektoren an den Zeitschriftenpublikationen und den Vorträgen auf unseren Tagungen zusammengestellt und dabei festgestellt, daß in der ersten Hälfte des Jahrhunderts etwa die Hälfte der Arbeiten in unseren klassischen Archiven und auch die Hälfte der Kurzvorträge auf den Tagungen der Deutschen Pathologischen Gesellschaft aus Prosekturen kamen. Dies hat sich später grundlegend geändert.

4.5 Methode

Jede Wissenschaft hat ihre Methode. Ein naturwissenschaftliches Fach ist gebunden an Methode und Methodenentwicklung. Methoden, die nichts bringen, werden rasch überwunden. Jede Wissenschaft wandelt sich, macht Sprünge mit der Entwicklung der Methodik.

Methode und Erkenntnis bilden Stufen des Fortschritts. Die Methode entwikkelt das Konzept. Gelegentlich verstellt die rasante und eindrucksvolle Methodenentwicklung den Blick für das eigentlich angestrebte Ergebnis.

Die pathologische Anatomie hat ihre Methode im letzten Jahrhundert ausgearbeitet. Methodisch-technisch wohlgerüstet ging die pathologische Anatomie in das neue Jahrhundert.

Die klinische Obduktion wurde – mit methodischen Abwandlungen – gewissermaßen normiert (R. Virchow, Zenker-Hauser, Nauwerck, A. Heller u.v.a.m.).

Die histologische Technik wurde zur gleichen Zeit entwickelt. Eine Übersicht über die verschiedenen Techniken auch in zeitlicher Hinsicht der Mikroskopie, Einbettung, Schneiden und Färben haben E. Hintzsche (1943) und R. Rabl (1958) gegeben.

Wenn wir heute sehen, was unsere Altvorderen mit dem Mikroskop der Zeit alles erkannt haben, mit welchem Aufwand die Präparate erstellt und wie aus ihnen weitreichende richtige (!) Schlüsse herausgelesen wurden, erscheint uns das unfaßbar.

Noch heute sind viele Relikte der „Vor-Färbe-Periode" erkennbar. Der Ausdruck „trübe Schwellung" stammt aus der Zeit, in der unter dem Mikroskop der ungefärbte (Rasiermesser-)Schnitt beurteilt wurde. Manche Zellen waren „trüb", d.h. man sah den Kern nicht. Durch Zugabe von Essigsäure „entquoll" die Zelle und der Kern wurde sichtbar. Diese Kenntnis wurde auf den makroskopischen Aspekt des Organs übertragen: „trübe geschwollen, wie gekocht". Der Ausdruck „trübe Schwellung" wurde bei einem solchen Organ auch auf den gefärbten, in der Fixierungsflüssigkeit längst entquollenen Schnitt übertragen.

Es wurde versucht, die Quellung bestimmten Zellorganellen, den Mitochondrien, zuzuteilen, weil diese auch in der Gewebekultur öfters mit einer Quellung (Wasseraufnahme) reagierten. In einigen modernen Lehrbüchern wird vor dem Ausdruck „trübe Schwellung" wegen der Ungenauigkeit gewarnt, in anderen wird er wegen der Mitochondrien-Reaktion weiter gebraucht.

Während zunächst mit Rasiermesser und Essigsäure der Schnitt bearbeitet wurde, kam es geradezu zu einer *Farbkultur*, nachdem die Technik der histologischen Färbung von Joseph Gerlach (Mainz 1854, Erlangen 1858) systematisch eingeführt worden war. Das Rasiermesser wurde nach unterschiedlichen andersartigen Versuchen durch ein standfestes – fünffüßiges – Mikrotom ersetzt, das Richard Thoma in Heidelberg konstruiert hatte (W. Doerr 1992).

Am Anfang des Jahrhunderts war die Verbesserung der *Mikroskope* in vollem Gang. Es wird heute noch immer weiter daran verbessert, vielleicht besser gesagt: Sie werden bereichert und erwerben neue Qualitäten und Funktionen.

Die *Schnittechnik* war prinzipiell entwickelt. Die *Einbettung* – ursprünglich in Kork – erfolgte in Celloidin oder seit Klebs (1864) meist in Paraffin.

Die *Gewebsfixierung*, die zunächst nur durch Alkohol erreicht wurde, wurde variiert. Es wurden wäßrige Lösungen angewandt, es gab Kaliumbichromatlösungen (Müllersche Lösung, Orthsche Lösung), es wurde die Zenkersche Lösung eingeführt (Konrad Zenker 1894). Auch Osmium-Säure wurde in der ersten Zeit der Histologie benutzt, bekam aber erst in der elektronenmikroskopischen Technik ihre entscheidende Rolle, weil sie eine geringe Eindringtiefe besitzt. Und dann das Formalin, das bald als wäßriges Fixans alle anderen Lösungen für den Alltag ersetzte (Blum 1890).

Formalin hatte den Vorteil, billig zu sein, in geringer Konzentration zu wirken (in stärkeren Konzentrationen ist der Geruch unerträglich), vor allem ist die Schrumpfung des Gewebes wesentlich geringer als bei alkoholischen Lösungen. Die Färbetechnik wurde durch neue, unzählige Varianten bereichert. Alle Rezepte wurden im „Romeis" gesammelt. Der „Romeis" hat 1948 fast 700 Seiten, 2500 Paragraphen. Die Färbetechniken wurden nicht nur in der Farbenvielfalt, sondern auch in der Weise ergänzt, daß der Chemismus der Zellen und die Bindungsbedingungen mehr und mehr bekannt geworden sind. Paul Ehrlich hat „basophil" und „azidophil" („eosinophil") als Kennzeichen unterschieden, später dann wurde vermehrt der Chemismus der Färbung begriffen. Paul Ehrlich entdeckte die Vitalfärbung, die dann auch auf die eingebetteten Objekte übertragen wurde.

Das gängige Lehrbuch um die Jahrhundertwende bis in unser Jahrhundert hinein war der „Schmorl" (Gg. Schmorl, Dresden: „Die pathologisch-histologischen Untersuchungsmethoden", 1901).

Dies Buch lag in allen Laboratorien auf. In heutigen Bibliotheken künden meist vielfältige Farbflecken von dem Gebrauch. Das „Rezeptbuch" hat insgesamt 16 Auflagen bis 1934 erlebt.

Wie eng die histologische Färbetechnik mit der Krankheitsforschung verbunden war, zeigt sich am Beispiel der Kongorotfärbung.

Bennhold gab 1922 die Kongorotfärbung am Paraffinschnitt zur Darstellung des Amyloid an, eine Methode, die Jahrzehnte Gültigkeit besaß. Gleichzeitig führte Bennhold als Kliniker die vitale Kongorotfärbung bei Patienten zur Diagnostik der Amyloidose ein: Aus der Menge des verschwundenen Farbstoffs aus Serum und Harn kann auf Vorhandensein und in gewissem Maße auch auf das Ausmaß des Amyloid geschlossen werden.

Selbstverständlich wurden die Methoden und Techniken stets weiterentwikkelt. Die Mikrotomie entwickelte sich zunächst in zwei Richtungen: Während das Schlittenmikrotom von Thoma für die Erstellung von Paraffinschnitten durch Verbesserungen, z.B. in Form des Serienschnittmikrotoms schließlich auch im Prinzip für die Einbettung in gehärteten Medien für die Elektronenmikroskopie weiterentwickelt wurde, wurde für die rasche Diagnostik das Gefriermikrotom ständig verbessert.

Eine solche Verbesserung war notwendig, weil mit der Zunahme der Operationspräparate die Schnellschnittmethode ausgearbeitet worden war. Cullen hat wohl als erster 1895 und 1897 eine „Rapid-Methode" für die intraoperative Diagnostik angegeben. In Deutschland griff diese Methodik Ludwig Pick (1896, 1897) vor allem am gynäkologischen Material auf. Waren dies nur vereinzelte Versuche, so ergab sich durch die Entwicklung des gekühlten Messers (Schultz-Brauns 1931a,b) ein besonderer Fortschritt, der das Gefriermikrotom vielseitig einsatzfähig machte. Hierbei wird durch CO_2 der Präparattisch gekühlt, so daß das anatomische Präparat aufgefroren werden kann. Gleichzeitig wird durch den gleichen CO_2 Schnee auch das Messer gekühlt, so daß der vereiste Gewebsblock „ohne Erschrecken" für das ebenfalls gekühlte Messer schnittfähig ist. Dieses Gefriermikrotom wurde in der Routine eingeführt, vielleicht zunächst weniger zur intraoperativen Schnellschnittmethode als für die alltägliche histopathologische Diagnostik. Vor wenigen Jahrzehnten wurde nahezu die gesamte histopathologische Diagnostik mit der Gefrierschnittmethode geleistet.

Die Schnellschnittmethode *während* der Operation ist erst nach dem 2. Weltkrieg „modern" geworden. Das Gefriermikrotom wurde dazu in eine Gefrierkammer – den Kryostaten – eingebaut, die von außen zu bedienen ist. Im Prinzip ist der Schnellschnitt mit der Einführung des Gefriermikrotoms und Gefriermessers durch Schultz-Brauns möglich geworden, auch von Pick bereits intraoperativ angewandt (P. Hermanek und H. Bünte 1972).

Trotzdem hat sich wegen der Dauerhaftigkeit der Präparate, der dünneren Schnitte, der Dokumentationsfähigkeit, der vielfach besseren Färbung der Paraffinschnitt für die Routinediagnostik vor dem Gefrierschnitt durchgesetzt.

Die bessere Kenntnis des Chemismus der Färbung führte zur *Histochemie*, also zu der gesichert erkannten chemischen Bindung einer Reaktion am Gewebeschnitt, besser: an bestimmten Stellen und bestimmten Stoffen des Gewebeschnittes (Topochemie).

Die Histochemie – besser Topochemie – wurde mit großen Hoffnungen aufgenommen. Es wurde eine Arbeitsgemeinschaft der Deutschen Gesellschaft für Pathologie (auf dem Pathologenkongreß in Marburg 1953) in Verbindung mit Anatomen und Biochemikern gegründet, die sich dann in eine Gesellschaft, in eine internationale Vereinigung mit mehreren gut bestückten Journalen entwickelt hat.

Die Technik der Histochemie hat große Hoffnungen geweckt, sie ist in einzelnen Färbungen in die Routine übergegangen, hat sich im Prinzip weiterentwickkelt im Zusammenhang mit anderen Methoden, vor allem in Form der Enzymhistochemie (die die Verbindung zu der biochemisch weit entwickelten Enzymlehre schlug). Die Histochemie der Elektronenmikroskopie beruht auf diesen Grundsätzen.

Vor allem wurde daraus die *Immunhistochemie.* Diese stellt im Prinzip eine Histochemie dar, die weniger auf chemische Reaktionen des Gewebsstückes Wert legt als auf immunchemische Bindungen. Damit ist eine möglichst spezifische Erkennung bestimmter Haftstoffe im Zellbild und in der Subzellularregion möglich geworden. Eine Erkennungsmöglichkeit innerzellulärer Bau- und Wechselstoffe, zellulärer Signale begann.

Die reine Färbetechnik wurde erweitert durch neue Methoden. Hier ist vor allem die *Fluoreszenzmikroskopie* zu nennen, die zunächst mit Fluorochromen eine Art der Histochemie bedeutet, die ihre große Zeit aber durch die Immunhistochemie erhielt. Die Methodenentwicklung wurde nach allen Richtungen fruchtbar:

Durch die Paraffineinbettung gelangen immer kleinere Gewebsproben zur Untersuchung bis zur Beurteilung der Einzelzelle in der Zytologie. Andererseits hat es die Technik ermöglicht, Großflächenschnitte mit Organübersicht zu erstellen. Die Christellersche Methode (Christeller 1924) ist nach tastenden Versuchen von Gustav Hauser (1910) schließlich in der Lungenpathologie durch Gough endgültig etabliert worden. Dabei ist es interessant, daß ein wesentlicher Faktor dieser Großflächenschnitte – die Papiermontage – durch die Kriegsereignisse erzwungen war.

„Gough hat zunächst die Großflächenschnitte nach der Methode von Christeller in Glasplatten eingedeckt. Die Amerikaner luden ihn noch im Krieg zu einer Konferenz über Schutzstäube in der Lunge nach den USA ein. Gough konnte mit einem Bomber der Royal Air Force über den Atlantik fliegen. Bei den Kontrollen nahm man ihm sein Gepäck ab, und er sah von weitem, wie Soldaten sein Handgepäck in hohem Bogen auf einen LKW warfen. Keines seiner kostbaren Präparate hat den Flug heil überlebt. In Amerika mußte er die Großflächenschnitte wie ein Puzzlespiel zusammensetzen. In England versuchte Gough die Montage mit Plexiglas, das damals nur schwer zu beschaffen war. Das Einbettungsmittel aber haftete nicht auf dem Plexiglas. Zufällig war einmal ein Lungenschnitt auf einem Papier als Trägermittel auf dem Plexiglas liegengeblieben und am nächsten Tag angetrocknet. Der Präparator versuchte, den Plexiglasträger zu reinigen und entfernte das Papier. Dabei sah er, daß das Lungengewebe auf dem Papier angetrocknet war. Er fragte seinen Chef, ob er damit etwas anfangen könnte. Das war die Geburtsstunde des papiermontierten Großflächenschnittes." (Herbert Otto, Dortmund, persönliche Mitteilung).

Die Methode der papiermontierten Großflächenschnitte stellt heute eine derartige Selbstverständlichkeit dar, daß Arbeitsrichter bei Silikose-Prozessen sozusagen automatisch nach den Großflächenschnitten auf Papier greifen (und unwillig sind, wenn diese nicht der DIN-A 4-Größe entsprechen).

Immer – in allen Entwicklungsstadien der Methodik – hat man sich um die *Morphometrie* bemüht, die zunächst nur mit dem Zähllokular arbeitete, die sich dann aber komplexer Systeme bis zu den computergestützten Zählmethoden bediente.

Die Wurzeln einer weiteren Technik reichen in unsere Berichtszeit: Die Entwicklung der *Elektronenmikroskopie* für gewebliche Untersuchungen. Zwar ist schon in den 20er und 30er Jahren die Elektronenmikroskopie erfunden und für bestimmte Strukturen, z.B. faseriger Art geeignet gewesen (Ruska 1931, 1980, Knoll und Ruska 1932).

Für Gewebsproben, d. h. Gewebsschnitte, ist sie erst in den 50er Jahren brauchbar gemacht worden durch die Konstruktion geeigneter Einbettungsmethoden und Mikrotome.

Die Methoden wurden oft in ihrer Akzentuierung durch klinische diagnostische Verfahren in ihrer Verfeinerung provoziert, z.B. durch die Entwicklung der Organpunktion, der Laparoskopie, der Endoskopie und des Ultraschalls, der eine gezielte Punktion ermöglichte. Die große Zeit dieser Entwicklung kam erst in der zweiten Hälfte des Jahrhunderts.

Aber auch den heute hochgelobten Methoden wird einmal ein Requiem gesungen.

*

Alle histologischen Färbemethoden bis zu den immunhistochemischen Reaktionen und der elektronenmikroskopischen Technik wurden mehr und mehr auch auf die *Zytologie* angewandt, deren Entwicklung durch die Arbeiten seit 1923 von Papanicolaou (1942) insbesondere für die gynäkologische Vorsorgeuntersuchung angewandt werden konnte.

Die Zytologie hat neben der theoretischen Bedeutung eine enorme praktische Seite in der Diagnostik gewonnen. Während am Anfang des Jahrhunderts innerzellige Strukturen des „Protoplasma" mit der Überschätzung der „kolloidalen Strukturen" beforscht wurden, vielleicht noch die Beschaffenheit der Zellmembran, die Kernstrukturen während der Zellteilung erkannt wurden, kam nach der Schnittechnik zur ultramikroskopischen Untersuchung eine neue Welt zur Ansicht (dazu W. Bargmann 1960), die eine enge Beziehung zur Biochemie und Biophysik hatte und überleitete zu der Molekularpathologie.

Die praktische Seite gewann mit der Früherkennung vor allem des Portiokarzinoms – und der Zurückdrängung dieses Krebses – eine volkswirtschaftliche Bedeutung. Von da an lernte man in allen Exsudaten, Abstrichen und Sekreten die zellulären Strukturen kennen und werten.

Die Zytologie hat von der histologischen Technik ebenso viel profitiert wie sie von der Blutausstrichtechnik gewonnen hat. Daß bei der Entwicklung der Zytologie eine Vielzahl von Zusatzmethoden erarbeitet und möglich wurde, ist selbstverständlich.

Die *Mikrophotographie* hat in dieser Zeit einen gewaltigen Aufschwung genommen, von dem man sich ein Bild machen kann bei dem Vergleich der Abbildungen in den Journalen im Verlauf der Jahre.

Die *Gewebezüchtung* wurde bereits kurz vor der Jahrhundertwende eingeführt, gewann aber erst in der zweiten Hälfte des 20. Jahrhunderts eine umfangreiche Bedeutung.

Die Dokumentation und Aufbewahrung der Schnitte, die statistische Aufarbeitung, die computertechnischen Verbindungen und Registratur haben hier – wie auf allen Gebieten – einen gewaltigen Umbruch, einen wirklichen Wandel vollzogen.

Wir haben insgesamt nur wenig ureigene Methoden entwickelt. Die eigenen Methoden entsprechen der morphologischen Technik in Makro- und Mikrobereich. Pathologen greifen methodisch um sich und benutzen die Verfahren aller Fächer, sofern sie die Hoffnung erwecken, in Sachen Krankheitslehre weiterzuhelfen. Entscheidend war, was man in dem morphologischen Forschungsgegenstand mit den anderen Methoden machte, was man erreichte.

Ureigene Techniken unseres Faches sind vor allem die Sektionstechnik und die stets im Ausbau begriffenen histopathologischen Untersuchungsverfahren.

4.5.1 Klinische Obduktion

Der dramatische Wandel der Medizin zur Naturwissenschaft, zur Beobachtung, wurde durch die klinische Sektion in der zweiten Hälfte des letzten Jahrhunderts vollbracht. Die Beständigkeit des Fortschrittes ist durch die klinische Obduktion als Sicherung der Qualität der klinischen Therapie gewährleistet. Beständigkeit und Wandel – das augenfälligste Beispiel ihres Zusammenwirkens besteht in der Obduktion. Die Beständigkeit der Wirkung beständiger Obduktionstätigkeit liegt in dem ständigen Effekt auf jede Ärztegeneration in Lehre und Erkenntnis des Krankheitsablaufes.

Der Wandel der Krankheitsauffassung, der naturwissenschaftlichen Erkenntnis der Medizin schlechthin, hat als ständiges, beständiges Regulativ, als Kontrolle jedes theoretischen und praktischen Fortschrittes, als einen festen Punkt – auf dem jeder klinische Archimedes bauen kann – die klinische Obduktion.

Die klinische Obduktion hat unserem Fache die Signatur gegeben. Die klinische Obduktion muß gedanklich getrennt werden von der forensischen Obduktion, für die andere Gesetze und andere Ziele gelten. Sie ist mehr eine „Dienstleistungsobduktion".

Die klinische Obduktion ist das ständige Forschungsobjekt, die festliegende und festlegende Größe der im Wandel begriffenen medizinischen Wissenschaft. Das anatomische Bild befruchtete die klinische Beobachtung, wie umgekehrt die klinische Erkenntnis dem anatomischen Befund eine feste Basis gab. Das gilt – heute mehr als früher – im Jahrhundert der Therapie.

Die Therapie als Kennzeichen der heutigen Medizin läßt sich mit der Einführung der Cardiaca, des Salvarsans und der Einführung des Insulins markieren. Es war der neue Zweig der Endokrinologie eröffnet, der sich pathologisch-anatomisch vorwiegend in Einzelfällen in den funktionell aktiven Tumoren der endokrinen Organe – der Hypophyse, der Epithelkörperchen, des Ovars, der Nebenniere, des Inselorgans, der Schilddrüse – darstellte (vgl. S. 69).

Gerade das Gebiet der Endokrinologie und der Diätetik (z.B. Vitaminmangel) zeigt die enge gegenseitige Befruchtung von Klinik und pathologischer Anatomie, zeigt aber auch, daß die pathologische Anatomie von ihrer ursprünglichen Position abrücken mußte, nämlich die entscheidende, krankheitsaufdeckende Größe zu sein. Durch die Zunahme an therapeutischen Möglichkeiten verschwanden manche früher häufige Krankheiten, z.B. die Lues, fast ganz aus dem Sektionsbefund. Das Spektrum der Krankheitsbeobachtung und auch des Sektionsgutes wechselte mit der Zunahme der therapeutischen Möglichkeiten.

Durch die Vielseitigkeit der Therapie ist ein Panoramawandel des Sektionsgutes entstanden. Diese Entwicklung verstärkte sich nach der Einführung der Sulfonamide, des Penicillins und der Chemotherapie. Dennoch hat die Obduktion durch diese vielfältige Therapie eine besondere Aufgabe erhalten: Die Aggressivität der Therapie wurde erheblich gesteigert und damit war erneut die Notwendigkeit der Obduktion gegeben. Mit einem Male trat sie aus ganz anderen Gründen in den Mittelpunkt des klinischen Interesses. Die Auswirkung der aggressiven Therapie, z.B. bei rasch wachsenden Tumoren hat notwendigerweise auch andere rasch wachsende Zellpopulationen – z.B. im Knochenmark – mit ergriffen, die Obduktion mußte „Nebenwirkungen" erkennen. Es ist verständlich, daß eine Therapie, die zu einer bakteriellen „Sterilisierung" des kranken Organismus führt, anderen Keimen, z.B. Pilzen, eine ungestörte Gelegenheit zur Ausbreitung gibt. Wir sprechen dann von dissipativer Erkrankung, weil hierin streng genommen keine „Nebenwirkungen" vorliegen (V. Becker 1993). So wie in dem physikalischen Prozeß die Dissipation eine Energieverbreitung darstellt, so haben auch therapeutische Bemühungen mit Richtung auf ein Organ andere Organe mitergriffen.

Klinische Therapiestudien sind daher, falls Todesfälle vorkommen, ohne klinische Obduktionen unvollständig.

Gibt es ein besseres Beispiel für Beständigkeit und Wandel? Beständigkeit einer fortgesetzten sorgfältig durchgeführten „Sektionskultur" dient dem Wandel der Medizin in der Therapie, in der Krankheitserkenntnis. Unabhängig davon wandeln sich auch die Beobachtungsart und das Beobachtungsgut im Sektionssaal erheblich.

Man hat viel Mühe darauf verwandt, den „Gestaltwandel" der Krankheit in Abhängigkeit von der Therapie und auch der veränderten medizinischen Möglichkeiten darzustellen (W. Doerr 1955, W. Doerr, K. Köhn, H. H. Jansen 1957). Für dieses Faktum ein Beispiel: Bei der seltenen angeborenen Oxalose verstarben die Patienten früher unabhängig von der Schwarzfärbung der Knorpel und der

Skleren an einer durch die Oxalatkristalle bedingten Schrumpfniere. Seit es gelingt, die Urämie durch die Dialyse oder auch durch die Nierentransplantation zu überwinden, findet man die Oxalatkristalle auch angehäuft in anderen Organen – durch die längere Ablagerungsmöglichkeit – die dort dann zu einem Todesfall führen, wie z.B. Ablagerungen in dem Reizleitungssystem des Herzens. Der Wandel im Krankheitsbild ist durch die möglich gewordene Ausschaltung der limitierenden Organerkrankung erklärbar.

So zeigt die klassische Methode der pathologischen Anatomie, die klinische Obduktion, was wir unter Beständigkeit und Wandel verstehen: Die beständig ausgeführte Obduktion kann bei einem Wandel der Therapie, aber auch bei dem Wandel des Krankheitspanoramas, der Krankheitsverursachung und des Krankheitsablaufes, z.B. durch genetische Defekte oder molekularpathologische Ereignisse klärend zu Maßnahmen hinführen.

Die Notwendigkeit der klinischen Obduktion (V. Becker, 1986) ergibt sich nicht nur aus medizinischer Sicht. Wenn aus vollem Leben ein Mensch stirbt, dann ist es die natürlichste Frage der Angehörigen, warum dies hatte so sein müssen.

Wenn eine sonst zuverlässige Therapie bei einem Patienten nicht wirksam gewesen ist, dann ist es die natürlichste Frage des Arztes und der Angehörigen, was dem zugrunde liegt, zumal Selbstvorwürfe und möglicherweise auch Vorwürfe von anderer Seite – bis zu gerichtlichen Verfahren – vielleicht Monate später auftauchen. Die Klärung solcher Ereignisse kommt allen zukünftigen Patienten zugute. Durch die Neugier der Kliniker nach Bestätigung ihrer Diagnose, durch das Bedürfnis des Vergleichs, durch die differentialdiagnostische Bereicherung war die „Sektionskultur" in der Berichtszeit überaus hoch entwickelt. Leider hat sich dieser Standard – aus vielerlei Gründen – nicht halten lassen.

Verständige Kliniker haben sich – auch in jüngster Zeit – für die Notwendigkeit einer regelmäßigen klinischen Sektion ausgesprochen (Buchborn 1981, R. Gross, K. Spohn 1981). Sie haben als Kliniker den Vorzug einer sachgerecht ausgeführten Obduktion erfahren. Zumeist hatten sie aber auch selbst eine pathologische Ausbildung erhalten und dabei gelernt, was man alles sehen, was man verlangen kann. Eine solche Stellungnahme ist deswegen wichtig, weil sich die Aspekte der klinischen Obduktion in den letzten Jahren erneut erheblich gewandelt haben. Diese Wandlung der Auffassung der klinischen Obduktion erfolgte von einer anderen, nicht ohne weiteres einsichtigen Seite her. Mit der Entwicklung von bildgebenden Verfahren kam es zu einer gewissen Übersättigung. Als die „erste Welle" dieser Verfahren – das Röntgen mit Kontrastmitteln – die einzige Methode mit Bildwirkung gewesen war, war das Bedürfnis nach Vergleich drängend. Mit der Vielfalt der neuen bildgebenden Verfahren von Ultraschall bis Endoskopie kam es zu der Aussage: „Die Obduktion kann nichts Neues bringen." Das wird zu einer Ausrede, um der klinisch-pathologischen Konferenz fernbleiben zu können, und damit das nicht zur Kenntnis zu nehmen, was eben doch Neues bei der Obduktion zu Tage gefördert wurde. Das wird auch zur Motivation, sich nicht zu sehr für die Erlaubnis zur Sektion einzusetzen. Die gleichen Kliniker, die mit ihren Verfahren „alles sehen", haben ein großes Bedürfnis

nach histopathologischer Bestätigung – das Obduktionsergebnis kann ihnen
scheinbar nicht mehr allzuviel Neues bringen.

War das 19. Jahrhundert der Naturwissenschaft geöffnet, so ist das 20. Jahrhundert für die Medizin das der Therapie. Die Wurzeln der Therapie gründen in
den Naturwissenschaften, in der naturwissenschaftlichen Grundlagenforschung
mit dem Übergang in die klinische Forschung. Am Anfang des 20. Jahrhunderts
sind in der Therapie paradigmatische Wandlungen erfolgt.

Man stelle sich vor, was im 19. Jahrhundert vom Arzt verschrieben, vom Apo-
theker gemixt wurde. Einige wenige Dinge haben sich erhalten: Karlsbader Salz,
Digitalis, unverändert die Homöopathie. Diese kurzen Angaben nur als Schlag-
worte, um die Wende zu zeigen. Dann aber erfolgte die Therapie Schlag auf
Schlag: die Antiseren und Antitoxine für die Infektionskrankheiten, das Salvarsan gegen die Syphilis – um die gleiche Zeit wurde die Spirochaeta pallida entdeckt – Strophantin für Herzkrankheiten, Aspirin, Veronal für die Schmerzthe-
rapie.

Es ist unmöglich, die Fülle der therapeutischen Bemühungen und die vielfältigen Anfänge aufzuzeigen – die zahlreichen größeren und kleineren Blüten ergaben ein Bild wie das einer Wiese im Frühling. Gleichzeitig machte die Chirurgie
enorme Fortschritte. Die Anästhesie mit Chloroform und Äther erlaubte Eingriffe, die vorher nur unter Notbedingungen stattfinden konnten. Hier erfolgte in
der Mitte unseres Jahrhunderts eine zweite Welle, die die chirurgische Therapie
revolutionierte.

Man möge beachten, daß in der Zeit, als die Sozialversicherungsgesetze von
Bismarck eingeführt wurden, die Medizin noch praktisch ohne einschneidende
(„teure") Therapie gewesen ist. Die apothekenmäßig abgelieferten Mixturen waren in Substanz und Herstellung – von Absonderlichkeiten abgesehen – billig,
erschwinglich und im Rahmen der Versicherung leicht anzuordnen. So wie in
unserem Jahrhundert die Therapiemöglichkeiten in einem nicht geahnten Maße
zunahmen, so mußte auch die Krankenversicherung dem folgen. An den Ausga-
benkurven der Krankenversicherungen läßt sich die Entwicklung der Therapie
ablesen. Die pathologische Anatomie, als Stütze der Krankheitslehre, war von der
neuen Therapie in zweierlei Weise betroffen:

Einmal war das Sektionsgut einem durch die Therapie verursachten Panoramawandel unterzogen. Akute Krankheiten verschwanden weitgehend, Komplikationen von chronischen Krankheiten und die chronischen Leiden schlechthin
beherrschten das Bild.

Zum anderen ist die Aufgabe der klinischen Obduktionen durch die Überwachung der therapeutischen Qualität drastisch wichtiger geworden.

Dadurch verlor der Pathologe das (von ihm nie gewünschte) Image des post-
mortalen Besserwissers, des „letzten Richters", weil sowohl in der klinischen
Diagnose als auch in bezug auf die Therapieüberwachung die pathohistologische
Diagnostik eine entscheidende Rolle erhielt.

Die pathologische Diagnostik war in dem gleichen Zeitraum, in dem die Therapie so drastisch zunahm, mitten in die klinische Diagnostik integriert. Die klinische Obduktion war und ist die beste Qualitätssicherung der Therapie – in sta-

tistischer und qualitativer Hinsicht. So hat die klinische Obduktion, die stetig angewandt wird, einen Wertewandel durchgemacht.

Es sind heute kaum noch „neue Krankheiten" zu entdecken. Dagegen ist die Obduktion die beste Sicherung der Qualität einer eingreifenden klinischen Therapie, falls sie – aus Gründen, die zu klären sind – nicht die gewünschte Wirkung gezeigt hat.

Für eine solche Absicherung besteht ein zwingendes Bedürfnis angesichts der zunehmend aggressiver werdenden Therapie. An solchen großen Beispielen wird das Prinzip klar. Aber fast wichtiger ist die Kenntnis der Folgen additiver „kleinerer" Therapien, die sich – Blutgerinnung, Nierenschäden, Kardiomyopathien etc. – als Summationseffekte erweisen. Ihnen muß nachgegangen werden. Und darin besteht heute ein wesentlicher Auftrag der klinischen Obduktion.

Warum diese therapeutisch-klinischen Bemerkungen hier im Kapitel „Klinische Obduktion"? Weil die Erfolge der Therapie sich unmittelbar im Panoramawandel des Sektionssaales auswirken, weil die bildgebenden Verfahren einen Vergleich nötig haben, weil andererseits eine aggressiver werdende Therapie mehr Qualitätsbeurteilung durch die Obduktion erfordert.

4.5.2 Klinisch-pathologische Konferenz

Der Ursprung der organisierten klinisch-pathologischen Konferenz geht auf das *New England Journal of Medicine* zurück.

Dagegen ist die Besprechung über den Verstorbenen – pathologisch-anatomische Demonstration – schon uralt. Als Vater des Vergleichs der klinischen mit den pathologisch-anatomischen Befunden kann Giovanni Battista Morgagni (1682–1771) gelten. Der Pathologe hat immer gerne das gezeigt, was er erarbeitet hatte.

Die Demonstration der Sektionsfälle ist das *Ziel* der Obduktion schlechthin. Die Besprechung der Befunde und der Vergleich mit den klinischen Untersuchungsergebnissen und Vorstellungen der Krankheit dieses bestimmten Patienten ist der *Sinn* der klinisch-pathologischen Konferenz. Das Gespräch bringt die somatische Situation, die schließlich zum Tode geführt hat. Vielleicht hat es dem Stationsarzt Mühe gemacht, die Einwilligung zur Obduktion durchzusetzen. Vielleicht war sich der klinische behandelnde Arzt selbst nicht so ganz sicher, es gab Rätsel, warum eine bestimmte Therapie nicht geholfen hatte. Vielleicht war die Therapie voller Problematik und trotz möglicher Nebenwirkungen angewandt worden, weil es die Krankheit so verlangt zu haben schien. Vielleicht fielen einige Symptome aus dem üblichen Bilde heraus (z.B. Metastasen in ungewöhnlichen Orten).

Es ist für den Pathologen ein Bedürfnis, das zu zeigen, was alles dies erklären könnte – nicht im Sinne der Besserwisserei, sondern der endgültigen Klärung oder auch nur der Formulierung der richtigen Fragen.

Der Finger des Pathologen sei – nie zur Drohgebärde erhoben – vielmehr demonstrierend auf den Befund gerichtet. Das ungestillte Bedürfnis zur Demonstration bedeutet bei den kleinen („Ein-Mann"-)Prosekturen *eine* Ursache für die Einsamkeit des Prosektors.

Eine Möglichkeit des „Vorzeigens" besteht in solchen Demonstrationen im Rahmen der ärztlichen Kreisvereine oder dergleichen.

Ich hatte in Kiel Demonstrationen für die Universitätskliniken, für die Studenten und für die praktischen Ärzte im Landkreis Rendsburg veranstaltet. Der Unterschied war frappierend: Die Kliniksdemonstrationen waren wegen der vielfältigen Kenntnis der Fälle wissenschaftlich hochstehend und auch praktisch brauchbar. Die Studenten konnten kaum staunen, sie waren – blasiert, wenn keine Raritäten oder „Kleingedrucktes" zu zeigen war.

Das dankbarste Publikum waren die Ärzte, die allerdings das schlechteste Material vorgestellt bekamen: Es handelte sich notgedrungen um „Formalinfossilien". Die Ärzte hatten z.T. Jahre zurück zuletzt pathologisch-anatomisch aufgearbeitete Organe gesehen, aber sie hatten mit diesen bei allen ihren Patienten täglich zu tun.

In großen Krankenhäusern und in Universitätskliniken werden regelmäßig klinisch-pathologische Konferenzen abgehalten, die das Ziel haben, daß die verschiedenen Kliniken, die bei der Behandlung beteiligt waren, sich über die Befunde des bestimmten Patienten unterhalten und einigen können, daß die pathogenetischen Möglichkeiten aufgezeigt, daß Schlüsse für zukünftige vergleichbare Fälle gezogen werden. Zu einem solchen Gespräch sind *alle* Kliniken eingeladen, da auch solche Ärzte, die nicht unmittelbar bei diesem Krankheitsfall beteiligt waren, für ihren eigenen differentialdiagnostischen Schatz profitieren können. Das ist Ganzheitsmedizin *einmal* die Woche.

Die klinisch-pathologische Konferenz beschäftigt sich also mit *einem* ganz bestimmten Patienten, mit einer sehr individuellen und speziellen Frage. Sie bildet die Schnittstelle der Speziellen Pathologie mit der Allgemeinen Pathologie über die Individualpathologie. Sie ist die Bildungsstelle der ärztlichen Pathologie.

Die klinisch-pathologische Aussprache zeigt die wahre Aufgabe der Pathologie als Krankheitslehre im Rahmen der medizinischen Versorgung und im Rahmen einer medizinischen Fakultät. Hier wird greifbar die vielfache Vernetzung der Tätigkeit des Pathologen mit der Klinik, hier zeigt sich auch deutlich das Bedürfnis des Pathologen nach klinischer Unterrichtung. In der klinisch-pathologischen Konferenz wird die zentrale Stellung des Faches in der ärztlichen Tätigkeit klar.

Auch strittige oder interessante Befunde der histopathologischen Diagnostik werden demonstriert und zur Diskussion gestellt. Es ist dies eine Gelegenheit, um das Mißverstehen von einzelnen Befunden zu zerstreuen, ihre Über- bzw. Unterbewertung, über unverständliche (vielleicht „neueingeführte") Nomenklaturen Klarheit zu schaffen.

Das Fach Pathologie ist nicht interdisziplinär, es ist integrativ. Ein Pathologe, der auf die klinisch-pathologische Konferenz verzichtet, entfernt sich von der Klinik.

Die „Ein-Mann-Prosektur" muß zumindestens dem Kliniker histopathologische Diagnostik, die ihm anvertraut ist, zeigen. Das entspricht dem endogenen Bedürfnis eines jeden Pathologen. Es gibt nur zwei Gründe, die ihn daran hindern können: das mangelhafte Interesse des Klinikers, der dann die Pathologie mit den ablesbaren Werten der Labormedizin verwechselt, und Zeitnot.

Es ist immer wieder versucht worden, derartige klinisch-pathologische Konferenzen einem weiteren Kreise durch den Druck zugänglich zu machen. Jede Zeitschrift, die etwas auf sich hält, eifert dem Beispiel des *New England Journal of Medicine* nach, das auch heute noch immer derartige Konferenzen auf sehr breitem Raume bringt. Die Wochenzeitschriften haben in Form von „Visiten", Forum, klinisch-pathologischen Konferenzen mit und ohne Band-Mitschnitt solche Versuche gemacht. Und immer haben Herausgeber und Leser die Erfahrung machen müssen, wie wenig man in dem publizierten Gespräch von der eigentlichen lebendigen Konferenz zu spüren bekommt.

Noch einmal: Die klinisch-pathologische Konferenz ist das Herzstück der Tätigkeit des Pathologen, hier zeigt sich die eigentliche ärztliche Seite unseres Faches, zugleich bietet sie dem Kliniker die naturwissenschaftliche Basis seines klinischen Denkens.

4.5.3 Morphologische Diagnostik

Aus der Kenntnis der Krankheitslehre – der allgemeinen Pathologie – und der Krankheiten – der speziellen Pathologie –, durch die Obduktionserfahrung und durch die histologische Untersuchung der inneren Organe ist der Pathologe berufen, geeignet, befähigt und durch seine pathohistologische Technik vorbereitet, die mikroskopische Diagnose am Lebenden durchzuführen. Je mehr Organe auch dem Nicht-Chirurgen durch Biopsie und Punktion zugängig gemacht wurden, desto ausgedehnter war die diagnostische morphologische Anforderung. Pathologen sind schon immer zu diagnostischen Fragen zunächst vorwiegend von Chirurgen und Gynäkologen herangezogen worden. Mit der Zunahme der mikroskopischen Technik und der mehr und mehr erfolgenden histopathologischen Untersuchung der Operationspräparate versahen Pathologen öfter die „chirurgische Pathologie". Häufig wurde diese von Chirurgen und Frauenärzten selbst betrieben, die – damals eine Selbstverständlichkeit in der Ausbildung – in pathologischen Instituten vorgebildet waren.

Billroth, v. Langenbeck, Graser u.v.a.m., Carl Ruge, dieser als niedergelassener Frauenarzt (!), und auch Veit als Gynäkologe sind hier zu nennen (Dhom 1990). Auch Anatomen und allmählich selbstständig werdende Pathologen wurden pathologisch-diagnostisch tätig (Waldeyer).

Noch in den 20er Jahren unseres Jahrhunderts spielte die pathohistologische Diagnose zwar eine Rolle, wurde aber nur wenig und – nach heutigen Begriffen –

insuffizient der Methode gegenüber angewandt. Kennzeichnend ist der Befundbericht von Hugo Ribbert, den er offensichtlich neben dem Mikroskop selbst geschrieben hat. Diese diagnostische Wirksamkeit ist erst später regelrecht etabliert worden nach dem Grundsatz: Kein menschliches Gewebe darf ohne genaue
histologische Untersuchung entnommen werden.

In Amerika verlief die Entwicklung ganz anders: Die diagnostische Bedeutung
der Histologie wurde schon eher erkannt und etabliert, so daß die mikroskopische „Surgical Pathology" von der „eigentlichen" Pathologie, der „Morbid Pathology" abgetrennt und der Labormedizin zugeordnet wurde. So entstand ein eigener diagnostischer Komplex.

In Deutschland nahm die wissenschaftliche Gesellschaft, die Deutsche Pathologische Gesellschaft, erst 1935 (!) gewissermaßen offiziell von diesem Zweig
Kenntnis: Robert Rössle sprach auf der 28. Tagung in Gießen (1935) über die wissenschaftliche Ausbildung und über die Vorschriften, die angesteuert werden
sollten, um praktisch brauchbare Pathologen heranzuziehen. Jahre zuvor hatte
schon die „Wirtschaftliche Vereinigung der Pathologen" eine derartige Forde-
rung erhoben, die in der Schaffung eines „Facharztes für Pathologie" gipfelte.
Nach dem Referat von Rössle erhob sich eine lebhafte Diskussion, aus der her-
vorgeht, daß es sich um eine brennend aktuelle Frage handelte. Freilich sahen
die Universitäten das Problem anders als die Prosekturen. Es wurden die Sorgen
um den Nachwuchs, um die Erhaltung des Faches als Einheit, um die vielfältig
besprochene aber nie allgemein geregelte Frage nach der Verwaltungssektion
angesprochen. Es war die Hoffnung, daß in der Neuordnung des Staates auch
dieser Fragenkomplex - z.B. in der neu zu erarbeitenden Approbationsordnung
- gelöst werden würde.

Faktisch war die Tätigkeit des Pathologen bereits voll in der Diagnostik integriert, wenn auch in einem heute gar nicht mehr vorzustellenden geringen Umfang. Die wissenschaftliche Gesellschaft übernahm von diesem Zeitpunkt an die
amtliche, d.h. auch universitäre Vertretung. Von 1935 an - nach den Lebenserinnerungen von Robert Meyer (1952) - hat sich die offizielle wissenschaftliche Gesellschaft auch verantwortlich gefühlt für diagnostische Fragen und, wie leicht
verständlich, für diagnostische Streitfragen.

Man konnte nur streiten, wenn man über das gleiche sprach. So gewannen
Nomenklaturfragen und -systeme, Klassifikationen und Graduierungen Eingang
in das wissenschaftliche Programm der Tagungen. *Vorher* hatte man sich um histogenetische Ableitungen von bestimmten Tumoren bemüht, eine Betrachtungsweise, die der naturwissenschaftlichen - fast „zoologischen" - Taxonomie
entsprach. Hier ist vor allem das große Tumorwerk von Max Borst zu nennen,
das kurz nach der Jahrhundertwende erschien. Erst unter dem Gesichtspunkt
von Klassifikation und Graduierung trat der reine histogenetische Taxonomie-
Gesichtspunkt in den Hintergrund.

Ein Nebeneffekt, der sich erst später herausstellte, war der, daß die „reine
Krankheitslehre" in Konkurrenz zu der histopathologischen Diagnostik trat.

Diese Konkurrenz ergab sich zunächst im Zeitaufwand im Alltag des Pathologen, dann aber auch im Bewußtsein der neuen Ärztegeneration. An jedem Mor-

gen empfängt der Stationsarzt eine Fülle von Laborbefunden, darunter sind einige histopathologische Beurteilungen. Unbewußt werden die histopathologischen Diagnosen – als ärztliche Konsultationsbefunde – mit den vom Autoanalyzer gewonnen Laborwerten gleichgesetzt. Es ist schwer für den Pathologen, einem nicht besonders ausgebildeten Stationsarzt den Unterschied zwischen einem histopathologischen Befund und einem serologisch oder blutchemisch gewonnenen Ableseergebnis klarzumachen. So hat sich – gestützt auf das Untersuchungsobjekt und seine von ihm diktierten Notwendigkeiten – ein gewaltiger Wandel der Schwerpunkte ergeben, während die Beständigkeit der Krankheitslehre fortwirkt, aber nicht zum Bewußtsein kommt.

Es ist kein Zweifel, daß sich die Pathologie unter der Einwirkung der chirurgischen Fächer wandelte. Es sollte aber auch klar sein, daß die Chirurgie im letzten Jahrhundert durch die Fortschritte der Pathologischen Anatomie, durch die sorgfältige Auswertung der Obduktionen einen gewaltigen Aufschwung nahm. Die entscheidend wichtige Entwicklung von Asepsis und Antisepsis befähigte den kenntnisreichen – anatomisch gut vorgebildeten – Chirurgen zu den Großtaten und methodischen Entdeckungen, die den Glanz des ausgehenden 19. Jahrhunderts ausmachen.

Das größte „Ereignis" in der Berichtszeit, das sich zunächst schleichend, dann orkanartig über die Pathologie ausbreitete und einen echten Wandel des Faches provozierte, war die *Zunahme* der bioptischen Untersuchungen. Diese wurde durch die Entwicklung der Entnahmemöglichkeiten durch Laparoskopie, Endoskopie, operative Endoskopie, durch Stanzbiopsie, Knochenmarkspunktion und Materialgewinnung für zytologische Untersuchungen ermöglicht. Dadurch ergab sich erneut ein Weg für eine enge Zusammenarbeit mit der Klinik, ja es war eine Integration des Pathologen in die klinische Diagnostik notwendig geworden.

Dies zeigte Erfolge: Der Pathologe trat aus dem Zustand des „Arztes im Hintergrund" heraus, er wurde zum Konsiliarius der klinischen Ärzte. Dabei ergab sich der Nachteil, daß die eigentliche Krankheitslehre nicht mehr ohne weiteres mit dem Pathologen in Verbindung gebracht wurde. Die erwähnte Einordnung in die Gruppe der Laborärzte war – insbesondere in der Vorstellung der jüngeren klinischen Ärzte – die unmittelbare Folge.

Die Beschäftigung mit klinischen Problemen war also durchaus nichts Neues. Immer schon war der Pathologe der Diener der Klinik (aber nicht das Dienstmädchen – um einen alten Spruch zu zitieren). Neu war die Fülle, um nicht zu sagen, die Masse der klinischen Anforderungen, neu waren Partikel aus sonst nicht zugänglichen Regionen.

Die diagnostische Tätigkeit für die Klinik – also die Untersuchung für den Lebenden – bestimmte weitgehend und in zunehmendem Maße die Tätigkeit des Pathologen nach dem 2. Weltkrieg. Dieser Sachverhalt wird deutlich im Programm der Tagungen der Deutschen Gesellschaft für Pathologie – nicht so sehr in den Hauptthemen, wohl aber in den sog. Kurzvorträgen.

Die Entwicklung geht in dieser Richtung rasant weiter. Mit dem Nachweis von Mediatoren und Rezeptoren, durch immunhistochemische und immunzytochemische Technik, durch Polymerase-Kettenreaktion und in situ Hybridisierung – durch die aufkommende Subzellularpathologie – werden diagnostische, vor allem auf die Ätiologie gerichtete Aspekte ermöglicht, die Verbindung bekommen zur Molekularbiologie und Molekularpathologie.

Im Vergleich mit dieser gewaltigen Zunahme der histopathologischen Diagnostik war die Entwicklung auf anderen Gebieten unseres Faches stürmisch, aber nicht so spektakulär.

So kam durch die bessere Kenntnis von Ätiologie und Pathogenese ein neuer Zweig, der schon immer beachtet, aber oft mehr an den Rand gedrängt wurde, zu einer Blüte: Ich meine die *Gewerbepathologie*, die die Kenntnis von berufsbedingten Krankheiten systematisierte und eine Stütze der Arbeitsmedizin wurde. Hierbei sei nur die allgemeinpathologische Frage nach der Beeinflussung von Silikose und Tuberkulose vermerkt.

4.6 Entwicklung durch Parallelentwicklung und Partnerschaft

Ein Fach – und eine so integrierte Wissenschaft wie die Pathologie allemal – wird wesentlich gebildet, plastisch verformt durch Partner. Im Falle der Pathologie sind natürliche Partner nach zwei Seiten zu finden: Kliniker als Partner und Partner aus den sog. exakten Naturwissenschaften – Chemie, Physik – sowie aus der Biologie. Beständigkeit und Wandel sind für alle Partnerschaften gute „Omina". Beständigkeit und Wandel sind das besondere Kennzeichen in dem Verhältnis zu den Nachbardisziplinen in Klinik und Naturwissenschaft. Aus der Zusammenarbeit in der klinisch-pathologischen Konferenz, dem förderlichen Gespräch über die anatomischen und klinischen Befunde von Verstorbenen, mehr noch aus der drängenden diagnostischen Problematik ergibt sich, daß der Pathologe auf seine klinischen Partner angewiesen ist. So hat sich in der Berichtszeit ein drastischer Wandel der Stellung des Pathologen in der Medizin vollzogen.

Mit der naturwissenschaftlichen Aera in der Medizin beginnend, gelangte die Pathologie, damals noch ganz die pathologische Anatomie, in den Mittelpunkt der medizinischen Wissenschaft schlechthin: Die Krankheitsbenennungen, das Krankheitsverständnis und auch die Behandlung erfolgten nach pathologisch-anatomischen Vorstellungen. Der Pathologe war der „letzte Richter", ob gewollt oder nicht.

Mit der Konsolidierung dieses Sachverhaltes und mit der pathologisch-anatomischen Vorbildung der Kliniker wurde der Pathologe mehr und mehr Partner, ja – und heute in ganz entscheidender Weise – Konsiliarius. Zugleich verlor er die zentrale Stellung in der Medizin. Heute ist dies ganz offensichtlich. Es besteht die Gefahr, daß der Pathologe in die Gruppe der Labormediziner eingestuft wird, der ob seiner diagnostischen Befunde befragt und konsultiert, dessen Tätigkeit in der Krankheitslehre aber vergessen wird. Der Pathologe kann nicht von der ärztlichen Tätigkeit und Verantwortung ausgeschlossen werden, nachdem er seine Befunde „abgeliefert" hat.

Die Vielfalt der Entwicklung, z.B. in der Klinik der letzten 50 Jahre – die im einzelnen für Einzelne nicht mehr überschaubar ist – bezeichnet den Wandel auch des Aufgabenspektrums des Pathologen, vor allem des diagnostisch tätigen Morphologen.

Die Beständigkeit ist – trotz aller Neuerungen seines eigenen Faches und gerade wegen der Vielzahl der an ihn herangetragenen Probleme – die Aufgabe des Pathologen. Naturgemäß muß er mit dem Kliniker denken und ihn modern beraten – aber seine eigene Aussage muß von einer beständigen Solidität unabhängig von der Entwicklung der einzelnen klinischen Strömungen sein.

Bässler (1990) verglich den Krankenhauspathologen mit einem Simultanschachspieler, der von Brett zu Brett (von Klinik zu Klinik) geht, um den jeweils rechten Zug zu machen.

Die Aufgabe ist klar: Der Pathologe muß sich mit der Problematik der Auffassung des klinischen Krankheitsbildes vertraut machen, sein Befund muß die stabile Diagnose enthalten, darüber hinaus aber auch die Frage beantworten, die sich aus der vielleicht veränderten (gewandelten) Krankheitsauffassung der Klinik ergibt. Bei der Vielzahl der Kliniken, die ein Pathologe zu bedienen hat, ist eine vollständige Bildung des Pathologen in allen Einzelheiten nicht möglich. Und dennoch hat der Kliniker das Recht auf einen sachverständigen Partner.

Da der klinische Arzt nicht annehmen kann, daß der Pathologe in allen Verzweigungen der klinischen Problematik eingedacht, vor allem auf dem neuesten Stande ist, muß er selbst dem Pathologen *sein* Problem klarmachen.

Wenn er dies versteht, hat er sofort einen Mitstreiter bei der Bearbeitung eines Problems, einen interessierten Konsiliarius gewonnen. Naturgemäß kann das nicht mit allen Kliniken gleicherweise und in gleicher Dichte und Intensität erfolgen. Wenn es aber dem klinischen Arzt gelingt, den Pathologen von der Bedeutung, vielleicht sogar Wichtigkeit des Problems und seiner Mithilfe zu überzeugen, dann wird ein Weg gefunden (V. Becker 1994).

Die Verständigung über das Problem ist die halbe Lösung. In wissenschaftlicher Hinsicht ist der Kliniker an den mitdenkenden Pathologen gebunden, wie der Pathologe wissenschaftliche Stimulationen aus der klinischen Tätigkeit für seine Fragestellungen erhält.

Es wird oft über Teamarbeit gesprochen: Und wenn man die Titelei der modernen Arbeiten sieht, kann man bei der Vielzahl der genannten Autoren an dem „Team" eigentlich nicht zweifeln. Bei näherem Zusehen zeigt es sich, daß oft keine Integration, sondern eine Addition der Arbeitsteile vorliegt.

Gelegentlich weiß der Pathologe nur über den Teil Bescheid, den er eingeliefert hat und auch verantworten muß. Wird er zum gleichen Gegenstand nach etwas naheliegendem gefragt, dann verweist er auf seinen klinischen Partner – und umgekehrt. Das ist Hilfestellung bei der Bearbeitung des Problems, das ist eine lockere Partnerschaft, aber nicht eigentlich ein integriertes Team.

Bei vielen klinischen Arbeiten hat man den Eindruck, daß ein histologisches Bild eingeschoben wird – weil es so schön bildhaft ist. Manchmal geschieht dies ganz ohne Verstand – gelegentlich ohne Bezug – z.B. durch auf den Kopf gestellte (vor allem makroskopische) Bilder. Aber es besteht das Bedürfnis, den Eidetiker unter den Lesern zu fangen; das Bild soll eine Basis bilden, die den flüchtigen Blätterer in den Bann zieht.

Unabhängig von dieser Bewertung der Teamarbeit steht der Pathologe als der Diagnostiker oft inmitten der Problematik eines Krankheitsbildes. Es ist nicht selten – und nichts Absonderliches, ja es gehört geradezu dazu – daß der Pathologe z.B. nach dem oben erwähnten klärenden Gespräch mit dem Kliniker sich abends literarisch sicher macht, um weiterhin die spezielle Problematik zu verstehen, um ihr dienen zu können.

Bei einer gesicherten Zusammenarbeit, selbst einer ganz einfachen, für den Kliniker aber brisanten Diagnose vor einer neuen Therapie, als Kennzeichen einer neuen Krankheitsauffassung etc. ist es nötig, daß beiden Teilen die Problematik des anderen klar ist. Es muß auch dem Kliniker klar sein, was er – vielleicht schlagwortartig, unreflektiert – verlangt: Irgendwo hat er gehört, daß „Serienschnitte" nötig sind. Der Pathologe macht – vielleicht ohne sich zu regen – „Stufenschnitte" und kommt zum gleichen Ziel. Oder, wenn ein Kliniker kommt und bittet, man möge doch das Ulcus ventriculi, das gerade operiert wird, elektronenmikroskopisch untersuchen, es sei so ungewöhnlich groß. Dann ist es eben nötig, daß der Pathologe dem Kliniker seine Problematik auch der Methode zu erklären versteht, ohne daß dieser mit Groll sich unverstanden fühlt und von dannen zieht.

Das wichtigste bei der Zusammenarbeit ist das offene Gespräch – und die Anerkenntnis, was der eine und der andere zu leisten vermag und was nicht. Beide müssen die Untertöne – über die exakte, internationale Nomenklatur hinaus – verstehen.

Das wichtigste ist die gegenseitige Anerkennung des Spezialisten. Spezialisten sind lebensnotwendig.

Die Unterteilung, ja Aufsplitterung der klinischen Fächer in der ersten Hälfte unseres Jahrhunderts bezeichnet eine Spezialisierung, die sich auch in der pathologischen Anatomie ausdrückt. Der Pathologe ist ja abhängig von der Intensität des fragenden, fordernden, interessierten Klinikers. Je weiter die klinische Spezialisierung in der Differenzierung ihrer eigenen Wissenschaft kommt, desto detaillierter und differenzierter wurden und werden die Fragen an uns bei der bioptischen Untersuchung.

So sehr sich z.B. die Entwicklung der Kehlkopfchirurgie fort von der Laryngektomie, differenzierter darstellt, umso zahlreicher sind die Lymphknoten aus dem Rundum zur histologischen Untersuchung: Neck-Dissection auf beiden Seiten. Ebenso ist aber auch dann die Eindringtiefe des Karzinoms gefragt, die „in situ Situation".

Die Entwicklung der Orthopädie getrennt von der Chirurgie in der Aufgliederung in Unfallchirurgie, Sportmedizin, Neuroorthopädie, Knochentumoren, Mißbildungschirurgie etc. führt zu speziellen Fragen an den bioptisch tätigen Pathologen.

Spezialisten sind lebensnotwendig als Dünger für den Fortschritt. Der Königsweg, wie man Spezialist wird, ist nicht vorauszusagen. Natürlich muß man in der rechten Schule zu dem richtigen Lehrer gehen. Wichtig ist es, daß man das (unspezielle) Handwerk beherrscht. Aber ebenso wichtig sind die Begabung für eine bestimmte Richtung – der Fleiß und die Ausdauer – die Aufgeschlossenheit gegenüber dem betreffenden Problem und den sich daraus ergebenden Konsequenzen – der „Riecher" für das Problem – wichtig die äußere Gelegenheit (Forschungsgelder!) – vor allem: der rechte Partner, die Beständigkeit am Gegenstand.

Das sind alles Banalitäten, die sich summieren lassen und dann vielleicht zum Erfolg führen. Fast möchte ich sagen: Spezialistentum kann man nicht planen, Spezialist muß man sein.

Das Spezialistentum ist für Fortschritt, für den Wandel, für die klinische Medizin – für den Patienten – nötig.

> Die Schwierigkeit scheint im äußerlichen zu liegen. Daß Spezialisten – heute in Deutschland – eine besondere Mühe haben, eine rechte angepaßte Stelle zu erhalten, ist verständlich. Zudem ist das Untersuchungsgut verstreut und vielleicht am Ort des Spezialisten nicht reichlich genug.

Es gehört also eine Organisation zu diesem Spezialisten hinzu, eine Organisation der Beschaffung des Untersuchungsgutes, der Konsiliarfähigkeit für Pathologie und Klinik. Bisher ist das Spezialistentum nicht organisiert, „es ergibt sich so". Die *Wurzel* des heute so hochgezüchteten Spezialistentums liegt im Anfang des Jahrhunderts.

Wenn zu Virchows Zeiten ein (Berliner) Pathologe einen besonderen Befund in der Berliner Medizinischen Gesellschaft zu zeigen wünschte, tat er gut daran, ihn vorher dem Meister vorzulegen und diesen Umstand, daß Virchow gesehen und gebilligt habe, im ersten Satz seiner Demonstration zu betonen. Ziel dieses Spezialistentums war die Anerkenntnis der „Autorität" (Virchow dreht sich bei dieser Ausdrucksweise im Grabe herum) und die Anerkenntnis des einseitig speziellen Sachverstandes, der heutzutage weniger durch Autorität als vielmehr durch seine Leistung bestimmt ist, bei dem aber die anerkannte Autorität doch auch eine Rolle spielt.

Die Wurzel der heutigen Zusammenarbeit liegt tief in der Vergangenheit, aber sie stützt und nährt den Spezialisten, der zum Partner wird.

*

Der andere partnerschaftliche Nachbar des Pathologen wird gesucht in der Naturwissenschaft. In der Medizin ist die Sehnsucht nach physikalischer Genauigkeit stark entwickelt. Es ist für den exakten Naturwissenschaftler schwer zu begreifen, daß in der Medizin, auch wenn sie sich „schulmäßig" und noch so naturwissenschaftlich gibt, physikalische Methoden mit der für diese Wissenschaft gewünschten Genauigkeit nicht erhaltbar sind. Wegen dieser biologischen „Unschärfe" bleibt immer nur der Ausweg in die Statistik oder die Kasuistik – beide haben eine begrenzte Aussagekraft, aber beide fördern die Erfahrung. Dennoch stoßen wir bei Naturwissenschaftlern gelegentlich auf Verständnis.

Die große Wende der klassischen *Physik* kam um den Wechsel des 18./19. Jahrhunderts – also etwa 80 Jahre vor der Wende zur naturwissenschaftlichen

Richtung in der Medizin. Als die Physik „klassisch" wurde – unter dem Einfluß von Newton – war die Medizin noch „romantisch", „vitalistisch", „naturphilosophisch". Die Physik hatte – im Gegensatz zu der Medizin – keinen naturphilosophischen Weg seit Newton hinter sich zu bringen, war also in der Entwicklung „weiter" als die Medizin. Das so gesichert erscheinende Gebäude physikalischer Naturgesetze hat durch die Einschränkung dieser Gesetze mit der Planckschen Quantenlehre und der Relativitätstheorie Einsteins ihre „Relativität" erhalten.

Die Entwicklung von exakter Naturwissenschaft und Medizin ist vergleichbar, wenn auch zeitlich verschoben. In der *Chemie* war es besonders Justus von Liebig, der die Naturphilosophie besonders durch die Agro-Kultur-Chemie besiegte.

„Liebig war der Virchow der Chemiker". Im Ausland bestand bereits eine „moderne" Chemie: Liebig studierte in Paris, Wöhler in Stockholm.

Wie im Anfang des Jahrhunderts die organischen Chemiker mit den Strukturformeln „spielten", Aminosäurensequenzen festzulegen sich bemühten, so spielen heute Genetiker, Virologen, Molekularbiologen und Pathologen mit der DNA-Sequenz, mit Chromosomen in subzellulären Strukturen.

Die Parallele geht weiter: Die Evolutionstheorie Darwins forderte geradezu die Fassung der Erbgesetze voraus, die dann am Anfang des 20. Jahrhunderts begann – mit der Wiederentdeckung der Mendelschen Lehre und später durch die exakte Analyse der Chromosomen bis hin zur Molekulargenetik.

Durch die moderne Subzellularpathologie wird der berühmte „Boden der Tatsachen", wie es Altmann 1992 ausgedrückt hat, fester, meiner Ansicht nach aber auch in eine weitere Tiefe verlagert.

Diese Subzellularpathologie zeigt weiter die Entwicklung der Zellularpathologie, erneut die Nähe zu der naturwissenschaftlichen *Biologie*. Die Erkenntnisse der Molekularbiologie werden unmittelbar umgesetzt in die Molekularpathologie.

Die Sucht nach physikalischer Genauigkeit geht aber dennoch weiter in dem Versuch der Mediziner, von physikalisch-chemischen Einzelergebnissen auf die Pathogenese zu schließen (vgl. V. Becker, H. Schipperges 1993).

Die also ältere naturwissenschaftliche Revolution hat diese Sehnsucht verursacht, vielleicht unterhält sie diese auch. Die Sehnsucht der exakten Naturwissenschaftler, sich auch mit biologischen Fragen zu beschäftigen, widersteht in vielfältigen Versuchen und Ansätzen der zu geringen Exaktheit, der chaotischen Komplementarität des Systems, der fehlenden förderlichen Reduktion. Der Mensch ist eben in der Natur ein „seltsames Objekt" (Monod 1970). Und dennoch bleibt auch für die exakte Naturwissenschaft eine Sehnsucht des Übergreifens – wenn auch in eine andere Richtung. Es gehört zu den Assoziationen, daß Physiker und auch Chemiker das Bedürfnis haben, von einem gewissen Grade ihrer Bildung an, biologische Phänomene und gar soziologische Alltagserscheinungen mit den eigenen Mitteln – eben der Teilchenphysik – zu vergleichen und gleichzeitig einen Zug in die Philosophie zu versuchen. Beispiele sind genügend vorhanden: Planck, Einstein, C. F. von Weizsäcker, Heisenberg, Prigogine, Eigen u. v. a. m.

5 Krieg, Politik und Pathologie

Wie das Leben des einzelnen wird das der Universität und jeder Wissenschaft – und sei sie noch so elitär in dem vielbesprochenen Elfenbeinturm eingesponnen – durch die Politik und ganz elementar durch Krieg in ihrer Entwicklung beeinflußt, gehemmt, zerstört.

Gerade hierbei ist dann das Festhalten am Sicheren und der zeitgemäße Wandel nötig und in historischer Sicht besonders augenfällig.

Die erste Hälfte des Jahrhunderts wurde mehr als andere Zeiten von den Eingriffen der Geschichte und Politik bestimmt. Durch zwei große Weltkriege und durch drei radikale politische Wandlungen wurde eine Umänderung des Lebens des einzelnen in Deutschland verursacht.

An diesem Zeitbeispiel läßt sich besser Beständigkeit und Wandel, gelegentlich sogar Beständigkeit trotz Wandel unserer Wissenschaft erkennen. Niemals ist die Notwendigkeit der Beständigkeit deutlicher als in einem Wandel aller Werte „der Welt".

Die großen politischen Umwälzungen in der Zeit – von der Monarchie zur Republik, von der Republik zum Dritten Reich, von der totalen Niederlage zu einer Demokratie – haben relativ wenig Einfluß auf die Entwicklung der Pathologie als Wissenschaft, um so mehr auf die praktische Entwicklung des Faches genommen. Der Umbruch im Jahre 1933 hat auf die Organisation der Pathologie – wie auf das ganze bürgerliche Leben – Einfluß genommen, vor allem dadurch, daß jüdische Forscher aus den Ämtern, aus Deutschland und sogar aus dem Leben gedrängt wurden. Als 1933 die Nationalsozialisten an die Macht kamen, war G. Herxheimer, ein Jude, Präsident unserer Gesellschaft. Er trat frühzeitig freiwillig vom Amt zurück, um der Gesellschaft Schwierigkeiten zu ersparen.

Werner Hueck übernahm ein zweites Mal das Amt des Vorsitzenden und führte in seiner Präsidialrede 1934 in Rostock aus: „Seit unserer Münchner Tagung 1931 hat sich Deutschland grundlegend geändert. Daß es dazu schon so bald kommen würde, hat wohl keiner von uns für möglich gehalten ... Nur wer die rechte Stelle kannte, an der man den Pulsschlag eines Volkes fühlt, wußte, daß das Triebwerk des deutschen Organismus in Unordnung war, ja in zunehmendem Maße zerfiel. Die – aus wirtschaftlichen Gründen erfolgte – Absage unserer Tagung 1932 konnte an ihrem Teil als Anzeichen dafür dienen. Dann kam 1933 der deutsche Umbruch und mit ihm jene Zeit der Erneuerung und Genesung unseres Volkes, in der wir heute noch stehen ... Gerade weil aber der Umschwung in Deutschland das Innerste jedes Menschen bewegen will, so konnte er ... innerlich nichts und niemanden unberührt lassen. Ein bewußt auf die Gesundung des Ganzen gerichteter Wille mußte hart über den einzelnen hinweggehen. Als

Einzelne können wir das Schicksal des Einzelnen beklagen und ihm unser Mitgefühl tätig erweisen, als Ganzes können wir das rollende Rad nicht aufhalten. Ich habe von maßgeblicher Seite die Zusicherung erhalten, daß bei aller verständlicher Zurückhaltung der Betroffenen, doch gegen die Zugehörigkeit zu unserer Gesellschaft und gegen ihre Beteiligung an unserer wissenschaftlichen Arbeit keine Bedenken bestehen."

Immerhin wurden im Gegensatz zu anderen wissenschaftlichen Gesellschaften die jüdischen Mitglieder noch in dem Mitgliederverzeichnis weitergeführt. Exemplarisch das Leben von Ludwig Pick (H. H. Simmer 1997), der das Amt des Prosektors im Krankenhaus Friedrichshain („Horst-Wessel-Krankenhaus") verlassen mußte, aber weiterhin arbeiten, jedoch z.B. nicht heiraten konnte. Sein Leben ist zu verfolgen , bis er nach Theresienstadt verschleppt wurde. Dort starb er an einer lobären Pneumonie. Das Sektionsprotokoll aus Theresienstadt liegt vor! (H. H. Simmer 1997).

Während Virchow noch im deutsch-französischen Krieg 1870/71 einen Lazarettzug organisierte und den Ärztedienst unmittelbar versah, hatte die Kriegspathologie in beiden Weltkriegen – freilich unterschiedliche – Aufgaben. Kriegspathologie ist zu einem großen Teil Seuchenpathologie. Dies hat bereits Rudolf Virchow in einem Vortrag vor der Pepinière festgestellt. Dieses Faktum spielt im ersten Weltkrieg eine große Rolle: Die Seuchen der damaligen Zeit Typhus, Ruhr, Fleckfieber, Weilsche Krankheit etc. waren zu erkennen und einzudämmen.

Bei Beginn des Ersten Weltkrieges machte Aschoff auf das zwar unerwünschte, aber wenn schon anfallende, dann doch auch auszunützende Untersuchungsgut aufmerksam. Beratende Prosekturen wurden im Gebiet der bayerischen Armee durch Max Borst, im Festungsgebiet von Metz durch Aschoff und Funccius geschaffen. Aus diesen Ansätzen entwickelte sich die Institution des Armee-Pathologen und der Beratenden Pathologen für jedes Armeekorps.

Aschoff schlug Sammelstellen von Untersuchungsgut und konsiliarischer Beratung an der Kaiser-Wilhelm-Akademie auf der Kriegspathologen-Tagung 1916 vor und etablierte sie unter Leitung von Walter Koch. Es war aber auch da noch immer ganz vorherrschend der Gedanke der Seuchenbekämpfung, auch die Demonstration von seltenen Infektionskrankheiten, die man im Frieden in Deutschland nicht sah, vor allem der Weilschen Krankheit. Eine relativ untergeordnete Rolle spielten die Verletzungen, dagegen waren die Druckstoßverletzungen als pathophysiologisches Phänomen von Interesse.

Interessant ist, daß schon bei dieser Kriegstagung der Pathologen 1916 darauf hingewiesen worden ist, man müsse sich rüsten, daß in späteren Jahren Fragen zur Begutachtung von gesundheitlichen Kriegsfolgen auf die Pathologen zukommen würden, die erfahrungsmäßig jetzt schon unterbaut werden sollten.

Dabei muß man sich klar sein, daß im wesentlichen die Intention der Armeeführung in einer Verhinderung und in der Behandlung von Seuchen bestand, daß die verschiedenen Formen der Geschoßwirkung und deren Heilungsmöglichkeiten erst in zweiter Linie Interesse fanden. Die Armeeführung sah in der pathologisch-anatomisch interessanten Konstitutionsforschung – wie sie Aschoff vorschwebte – nur eine Dreingabe. Es ergab sich aus den Beobachtungen an Gefallenen, also an gesunden jungen Männern, eine solche Fülle von normalen und krankhaften Konstitutionsbeobachtungen, daß sich daraufhin die heute noch (allerdings unter anderem Namen) erscheinende Buchreihe des Gustav-Fischer-Verlages „Veröffentlichungen aus der Kriegs- und Konstitutionspathologie" entwickelte. Der Krieg beherrschte alles Denken.

1915 war in Freiburg Aschoff Rektor. Seine akademische Rektoratsrede hatte den Titel „Krankheit und Krieg" (1915). Es war ein Vergleich der Abwehr – schon in seiner Nomenklatur war ja die Entzündungslehre an die „Defensio" gebunden – er verglich die Abwehr durch die verschiedenen Formationen des Blutes mit dem Einsatz von Armeen, er verglich Stellungskrieg und Bewegungskrieg mit verschiedenen Krankheiten.

Im gleichen Jahr war in Bonn Hugo Ribbert Rector magnificus. Auch seine Rektoratsrede hatte den gleichen Titel „Krankheit und Krieg". Immerhin gelang es durch das penetrante Drängen von Aschoff und das Verständnis und die Initiative des Generalarztes O. v. Schjerning (1921) 3 Jahre nach dem ersten Weltkrieg ein „Handbuch der ärztlichen Erfahrung im Weltkrieg 1914 – 18" herauszubringen. Aschoff hat den Band „Pathologische Anatomie" bearbeitet.

Die „Kriegspathologie" hat in vielen Dingen unsere Kenntnisse – freilich mit großem Opfer – weitergebracht. Aber die Ernte wurde von Aschoff mit aller Energie und Sorgfalt eingebracht, schon unter dem Gesichtspunkt, daß die hart erkämpften Erkenntnisse nicht umsonst gewesen sein dürften. Vor allem wesentliche Erkenntnisse über die „Heilung von Wunden" und deren Störung haben Aschoff, die der Komplikationen Rössle verfaßt.

„Die direkten Kriegserkrankungen" nehmen einen weiten Raum ein, wobei natürlich Schuß-Stich-Hieb und andere größere physikalische Einwirkungen wie Abstürze aus der Luft, Verschüttung und Luftdruck behandelt worden sind. Es wurden ferner thermische Kriegsschäden, Verbrennungen, Erfrierungen Hitzschlag, bearbeitet, Vergiftungen durch Gas und Erstickungen besonderer Art mußten beschrieben werden.

In diesem Bereich hat Gustav Ricker „Die pathologische Anatomie der frischen mechanischen Kriegsschädigungen des Hirns und seiner Hüllen" bearbeitet. Wichtig sind die Ergebnisse der Pathologie auf dem Gebiet der „für den Krieg charakteristischen Seuchen". Besonders hervorzuheben ist, daß ein Kapitel vorgeschaltet wurde, das überschrieben wird „Die nicht für den Krieg charakteristischen Krankheitsprozesse". Es wird eine Pathologie des Lebens unter besonderen Bedingungen gebracht. Hier hat David von Hansemann die Frage gestellt, ob der Krieg die Entstehung bösartiger Geschwülste beeinflußt habe und Lubarsch schreibt über „Erschöpfungskrankheiten".

*

Im 2. Weltkrieg waren ebenfalls beratende Pathologen und Feldprosekturen eingesetzt. Relativ frühzeitig hat H. Spatz (1941) über „Gehirnpathologie im Kriege, von Gehirnwunden" aus der Forschungsstelle der Luftwaffe, Berlin-Buch, berichtet.

Im 2. Weltkrieg trat, was nicht vorauszusehen war, die „Hepatitis epidemica"
auf. Es waren Pathologen – Siegmund (1942, 1947), Axenfeld und Brass (1943,
1944) – die die „neue Seuche" zu erkennen, zu erfassen und dadurch in ihrer
Grundlage einer Therapie zugängig zu machen suchten.

Die „Hepatitis epidemica" überraschte und erschütterte die Deutsche Wehr-
macht. Durch die Organisation der Beratenden Pathologen erhielt Siegmund die
Lebern der an Hepatitis Verstorbenen und vor allem der mit Hepatitis Gefallenen. Er hatte etwa 30 Organe gesammelt und dabei die pathologische Anatomie
der epidemischen Hepatitis – die bis dahin weitgehend unbekannt gewesen war –
herausgearbeitet. Um die gleiche Zeit lieferten Axenfeld und Brass (1943, 1944)
Befunde an einer ungleich größeren Zahl von Leberstanzen von Lebenden. So
konnte die Hepatitis in verschiedenen Stadien erkannt und beurteilt werden. Die
Methode war gerade ausgearbeitet und eingeführt worden (Menghini). Beide Ar-
beitsgruppen hatten die gleichen Krankheitsprozesse geschildert. Ausgehend
von diesen „Erstbeschreibungen" hat dann auch in der Nachkriegszeit die deutsche Hepatitisforschung über lange Jahre einen Vorsprung gehabt – ich erinnere
nur an die Diskussionen von Kalk, dem lange Jahre amerikanische Leberspezia-
listen nicht glauben wollten, daß es eine chronische Hepatitis überhaupt gäbe.

Die pathologisch-anatomische Forschung war spezialisiert auf die Sparte
„Leben unter besonderen Bedingungen", z.B. in sonst unerreichten Höhen bei
der Luftwaffe, unter Eisbedingungen, bei den Gebirgsjägern und dergleichen
pathophysiologische Probleme. Immerhin erwuchsen daraus wichtige Erkenntnisse der allgemeinen Pathologie, z.B. Folgen der Sauerstoffnot – ein Gebiet, das
durch die Entwicklung der Intensivmedizin und des Notarztwesens eine gewaltige praktische Bedeutung bekam, ganz abgesehen von der Erkenntnis über die
Bedeutung des Sauerstoffmangels an den verschiedenen Organen.

Nach Beendigung des 2.Weltkrieges waren 80% der pathologischen Institute
zerstört oder zum erheblichen Teil beschädigt. Es dauerte Monate, bis Notlösun-
gen gefunden werden konnten. Dies war auch ein Unterschied zum 1. Weltkrieg,
in dem – am 14. August 1917 – nur das anatomische Institut der Universität Freiburg zerstört worden war.

Eine Weiterführung der Arbeit nach dem 2. Weltkrieg war nur unter großen
Mühsalen möglich – zur Befriedigung der pathologischen Diagnostik des Alltags.
So war nach dem 2. Weltkrieg eine wissenschaftliche Auswertung der gesammel-
ten Ergebnisse mit einer solchen Organisation wie nach dem 1. Weltkrieg nicht
möglich, einer Organisation, die etwa die pathologische Anatomie und ihre Erfahrungen während des 2. Weltkrieges schildern könnte. Dies ist durch die Zeit-
läufte zu verstehen, durch die Teilung Deutschlands, durch die völlige Darnie-
derlage eines geordneten Lebens, also durch äußere Gründe. Eine eigentliche
Organisation der Beratenden Pathologen bei den verschiedenen Armeekorps war
auch im 2. Weltkrieg in Form der vielfältigen Dienststellen und Zentralstellen
ähnlich wie im 1. Weltkrieg übernommen und weiter ausgebaut worden. Die Ar-

chivalien der „Zentralen Sammelstellen" sind im Bundesarchiv, Abt. Militärarchiv in Freiburg.[*]

Hubert Fischer (1981) hat gestützt auf das Kriegstagebuch von Martin Nordmann eine Übersicht gegeben über die Tätigkeit der Beratenden Pathologen im 2. Weltkrieg. Eine Zusammenfassung der wissenschaftlichen Ergebnisse und aller schmerzlich gewonnenen Erkenntnisse ist jedoch niemals erschienen.

Nach dem 2. Weltkrieg wurden mehr durch die Initiative der damaligen Siegermächte die Konzentrate der Wissenschaft in den „Fiat Reviews" in englisch und deutsch zusammengestellt. Das war eigentlich keine Kriegspathologie, sondern die Sammlung der wissenschaftlichen Erkenntnisse, die in unserem Fach während des Krieges erarbeitet worden sind. Während dieser Zeit hatten ja auch die Siegermächte keinen Zugang zu unseren wissenschaftlichen Ergebnissen. Von so erfahrenen Hochschullehrern wie Franz Büchner und Erich Letterer wurden die Ergebnisse der Allgemeinen Pathologie aus den Jahren 1939 bis 1945 zusammengestellt – alles, was in Deutschland während des Krieges erarbeitet wurde, wurde kurz – unter bestimmten Gesichtspunkten – zusammengefaßt. Es war offenbar die Absicht der Militärregierung, die Ergebnisse der deutschen Wissenschaft den Forschern der Welt zugänglich zu machen, von der sie bisher abgeschnitten gewesen waren. Wenn auch diese Absicht ursprünglich nicht von deutscher Seite ausgegangen sein dürfte, so liegt wohl darin der Kern des bald von den gleichen Autoren konzipierten großen Handbuches der Allgemeinen Pathologie.

---

[*] Diese Angabe verdanke ich Herrn Prof. J. Peiffer, Tübingen.

6 Neue Fachrichtungszüge

Einige naturwissenschaftliche und ärztliche Strömungen gewinnen in der Berichtszeit eine neue Qualität, werden überhaupt erst evident oder erlangen eine besondere Betonung.

Von diesen Ereignissen – man kann wirklich von solchen sprechen – will ich die neu aufkommende Endokrinologie und die Psychosomatik auswählen und dazu als „Kontrastprogramm" die „erledigtenKrankheiten" exemplarisch behandeln. Als Anhang sei noch auf das Phänomen der „Moden" in der Wissenschaft hingewiesen.

6.1 Endokrinologie

Ein Zweig der Pathologie – der allgemeinen und speziellen – hat sich in diesem Jahrhundert großartig entwickelt: Von einem Zweig zu einem dicken Ast mit vielfältigen Trieben und Blüten schließlich zu einem völlig selbständigen Fach: die Endokrinologie.

Die großen endokrinen Erkrankungen waren schon lange bekannt, wie Diabetes mellitus, Morbus Basedow, Kretinismus, Morbus Addison und viele andere mehr. Es ist bezeichnend, daß diese Krankheitsbeschreibungen häufig noch immer den Eigennamen des Erst- oder genauen Beschreibers führten, weil der eigentliche Krankheitsmechanismus – eben die endokrine Fehlregulation – noch nicht bekannt war, auch wenn die Organe, die verantwortlich waren, durchaus schon zu diesen Krankheitsbildern bestimmt waren: Inselsystem, Schilddrüse, Nebenniere usw.

Das erste Hormon, dessen Wirkungsweise bekannt wurde und das zudem den Namen „Hormon" überhaupt erhielt, war eigenartigerweise das Sekretin.

H. H. Simmer (1978 b) hat die Entdeckungsgeschichte des Sekretins geschildert. Seine Wirkung auf die Sekretion von Pankreas und Magen wurde zuerst im Rahmen der experimentellen Verdauungsforschung von Bayliss und Starling (1902/1903) erkannt und damit als Prinzip festgelegt: Minimale Stoffmengen gelangen – via Blutweg – zu fernliegenden Erfolgsorganen und „senden" ihre Wirkung (griechisch: „hormao" senden). Die englischen Forscher zogen einen Altphilologen zu, um die richtige Bezeichnung zu finden.

Nachdem das Prinzip erkannt war, wurde eine Fülle von Wirkungen verstanden, die vorher nur unbestimmt erwähnt worden war.

Es ist historisch interessant, daß Stendhal in seinem Buch „Über die Liebe",
das 1822 erschien, in einer Fußnote der allgemeinen Ahnung Ausdruck
verlieh, ja sogar datummäßig fast genau prognostizierte:

„Es gibt da eine physische Ursache: Ein Angang von Wahnsinn, ein Blutan-
drang zum Hirn, eine Unordnung in den Nerven und im Gehirnzentrum. Siehe den Eintagsmut der brünstigen Hirsche und die Gedankenfärbung eines
Sopransängers. Im Jahre 1922 wird die Physiologie uns die Beschreibung des
physischen Teils dieses Phänomens geben."

Die Pathologie war exemplarisch bei der Ausarbeitung endokriner Krankheiten beteiligt. Auch die pathologische Anatomie lieferte ein erkenntnisreiches
Material, indem sie die Adenome der „Blutdrüsen" bestimmte und die Wirkung
der Überproduktion von Hormonen dadurch darstellte: Kröpfe, Inseladenome,
Nebennierenadenome, Hypophysenadenome etc.

Und umgekehrt. Die Zerstörung der endokrinen Drüse durch Tuberkulose
(z.B. der Nebennieren beim Addison) oder durch Metastasen lieferten die
Krankheitsbilder beim Ausfall der endokrinen Drüse. Rössle (1921) bemerkt dazu: „Die Lehre von der inneren Sekretion hat uns Respekt vor den kleinen Organen beigebracht."

Von bestimmten Wurzeln, die meist kasuistisch geprägt waren, abgesehen,
hat sich die Endokrinologie in der ersten Hälfte unseres Jahrhunderts entwickelt
und sowohl zu einer Unmenge an Verständnis für bestimmte physiologische und
pathologische Zustände geführt, vor allem aber auch zu einer Explosion von therapeutischen Möglichkeiten.

Ein Musterbeispiel ist die Erkennung des Insulins. Es war seit Mering und
Minkovski (1890) bekannt, daß die Bauchspeicheldrüse eine entscheidende Rolle
bei der Entstehung des Diabetes mellitus spielen würde, seit Laguesse (1895) war
der Blick dabei auf das Inselsystem gerichtet. Banting und Best (1922) gelang es,
den Extrakt der Inseln – das Insulin – der Therapie nutzbar zu machen.

In der allgemeinen Pathologie der endokrinen Krankheiten hat die Biochemie
die Vorhand erhalten, die sie noch heute befähigt, neue Hormone, neue Überträgerstoffe, neue Krankheitsbilder in einzelnen Facetten zu erklären.

Die Lehre von den endokrinen Organen, der hormonalen Regelung vieler to-
pographisch entfernt gelegener physiologischer und pathologischer Vorgänge,
das endokrine System schlechthin, schien geeignet, der Humoralpathologie eine
neue Bildform zu bieten. Freilich, jetzt wurde deutlich, daß dieses humorale Regelsystem – um es auf eine moderne Formel zu bringen – im Hause der Zellularpathologie Platz fand, daß Hormone von zellulären Organen produziert wurden
und mit Rezeptoren an bestimmten Zellmembranen kommunizierten. Der Mechanismus einer humoralen Übertragung bestimmter Informationen wurde erweitert und ergänzt durch die interzelluläre Kommunikation. Schon allein dadurch war die überragende Bedeutung des Nervensystems zwar nicht ausgeschal-
tet, aber eben doch auch relativiert worden.

Die Rückkehr der Humoralpathologie in Gestalt der Lehre von den endokrinen Organen leitet in unserem Jahrhundert über zu dem Siegeszug der serologi-

schen Immunologie. Man vergißt (im Siegestaumel), daß endokrine Wirkungen von Zellen, ja von Organen ausgehen, wie die Immunglobuline gebildet werden von den Plasmazellen usw. Dies zeigt, wie ·Rudolf Virchow schon in seiner berühmt gewordenen Besprechung des Rokitanskyschen Buches betont, daß beide nicht zu trennen sind (er schreibt, wie die geologische Wissenschaft nicht in „Vulkanisten" und „Neptunisten", die sich weiter bekämpfen, getrennt werden kann). Beides hat seine Berechtigung als Ursache von Wirkung als pathologische Übertreibung.

Die wissenschaftliche Endokrinologie, die aus den pathologischen Instituten mehr und mehr an die Institute der Biochemie und auch in die Klinik verlagert wurde, bekam selbständige Forschungszentren und Seitenzweige, wie vor allem die gynäkologische Endokrinologie, die Andrologie, die Endokrinologie der Stoffwechselkrankheiten – Gebiete, die sowohl in der Krankheitserkenntnis als auch in der Therapie neu erschlossen wurden und eine ungeheure Wirkung entfalten konnten.

Die Entwicklung der Endokrinologie ist niemals abgeschlossen, aber die wesentliche Grundlage des Verständnisses wurde in der ersten Hälfte unseres Jahrhunderts gelegt.

6.2 Psychosomatik

Als die Medizin durch die pathologische Anatomie, die Bakteriologie, die Labormedizin, die Biochemie, die Pathophysiologie, vor allem aber durch die ständige Überprüfung der dieser Medizin zugrundeliegenden Wissenschaft am Krankenbett – als diese Medizin auf dem Gipfel des naturwissenschaftlichen Erfolges war, mehrten sich von einer ganz anderen Seite her Ermahnungen, die bis heute noch nicht verstummt sind.

Die Doppelnatur des Menschen – leiblich-seelisch – ist zum mindesten seit dem Christentum bekannt, allerdings in der Bewertung sehr wechselnd. Während im Mittelalter die Doppelnatur als Auszeichnung des Menschen vor aller Kreatur aufgefaßt wurde, haben am Beginn der Frühen Neuzeit zwei Ereignisse die Zweifelhaftigkeit solcher verschiedener Naturen gefordert: die Erkenntnis der Anatomie des Menschen durch Vesal (1514–1564) – damit die bessere, bestimmte Kenntnis des Leibes – und die strenge gedankliche Trennung durch Descartes (1586–1650). Seitdem wurde die alte „Selbstverständlichkeit" wissenschaftlich abgehandelt, es wurden dadurch auch Grenzen gesehen, es wurden Verzahnungen begriffen, eine Komplementarität – aber auch ein analytisches Nebeneinander. Es war nun mehr die wissenschaftliche Aufgabe, aus den unterschiedlichen Faktoren die Ganzheit, die gegenseitige Beeinflußbarkeit zu erkennen, – das ist die Wurzel der Psychosomatik und auch der medizinischen Anthropologie.

Durch die vielleicht zu stark in den Vordergrund gerückte pathologische Anatomie in der zweiten Hälfte des 19. Jahrhunderts war die Organkrankheit – „de sedibus" – in den Mittelpunkt gerückt. Unabhängig davon waren viele Ärzte

der Meinung, daß „der ganze Mensch" krank sei und als solcher behandelt werden müsse. Mit der vorherrschenden – wissenschaftlichen – Meinung lebten
viele Ärzte und handelten keineswegs nur lokalistisch. Vielleicht waren es diese,
die den Ruf des „guten Hausarztes" ausmachten. Aber auch bekannte Ärzte behandelten nach diesen Grundsätzen. Hier sei Schweninger (1850–1924), der Leib-
arzt Bismarcks, genannt, der durch Lubarsch (in dessen Lebenserinnerungen)
eine besonders anerkennende Zeichnung erfahren hat.

Durch die Schule von Krehl fand diese Richtung auch Eingang in die Universi-
tätsmedizin. Leider wurde diese Richtung als „Ganzheitsmedizin" bezeichnet, als
ob das andere eine „Teil- oder gar Halbheitsmedizin" sei. So wurde die „Ganzheitsmedizin" später nomenklatorisch in einen Gegensatz zur „Schulmedizin" in
einer ganz unberechtigten Weise gebracht. Nebenbei: Die Pathologie, die Lehre
vom kranken Menschen, ist die beständigste „Ganzheitsmedizin", die es geben
kann – das kann bei jeder klinisch-pathologischen Konferenz deutlich werden.

„Nicht Krankheiten heilen wir, sondern kranke Menschen" (L. von Krehl).
Dies wirkte wie ein „Schuß vor den Bug" des sich so stolz vorwärts bewegenden
Wissenschaftsschiffes.

Im Hintergrund dieser Mahnung steht sicher Sigmund Freud, aber auch die
zum Individuum führenden Philosophen (Scheler 1947). „Die Psychoanalyse ist
die Fortsetzung des deutschen Idealismus unter Verwendung entzauberter Mit-
tel" (Odo Marquard 1981, 1986).

Auf der einen Seite stand die Erkenntnis, daß das individuell kranke Wesen,
die krankseiende Persönlichkeit, eigentlich im Mittelpunkt steht, daß z.B. eine
„Blutkosmetik" den Menschen noch nicht gesund macht. Auf der anderen Seite
die neugefaßte Erkenntnis, daß das Individuum durch die Beeinflussung, ja
durch die „Bestrafung" der eigenen Psyche Krankheit erzeugen und modellieren
kann. Natürlich ist diese Erkenntnis uralt, jeder Hausarzt weiß dies, in unzähli-
gen Romanen ist die Entwicklung der psychosomatischen Krankheiten, der
Krankheitsentstehung und des Krankheitsverlaufes unter dem Einfluß von seelischen Umständen geschildert. Es ist zuzugeben, daß diese altbekannte Tatsache
durch die naturwissenschaftliche Entwicklung der Medizin – eben durch den
entscheidenden Paradigmawechsel – in den Hintergrund gedrängt, ja verschüttet
war und neu entdeckt werden mußte.

Was die Lehre von der Pathogenese erschwert – und bereichert – ist die Verbindung des Organischen, des Funktionellen mit dem psychischen Sein des
Menschen.

Seit Sigmund Freud – und das ist auch am Beginn des Jahrhunderts – hat man
sich bemüht, eine Ganzheit in der Auffassung der Pathogenese zu erreichen. Es
boten sich die Neurosen und in gewisser Weise auch die Psychosen an.

Die Heidelberger Schule brachte das Psychisch-Menschliche auch in den „alltäglichen", in den internistischen Krankheiten zur Geltung. Diese Krankheits-
vorstellung wurde damit diagnostisch und therapeutisch ausgenutzt. Die Heidelberger Schule wurde repräsentiert durch Ludolf von Krehl, Richard Siebeck
(1949), Victor von Weizsäcker (1939, 1951) und P. Christian (1969).

Das war nicht einfach. „Die Persönlichkeit (des Kranken) erhielt nur schwer das Bürgerrecht in der Medizinischen Wissenschaft", sagte L. v. Krehl (1928). Er, der sich so lebhaft für die pathologische Physiologie eingesetzt hatte, wurde so der Vater des „medizinischen Personalismus".

Weitgehend unabhängig von der Heidelberger Schule hat sich diese Erkenntnis in anderer Richtung entwickelt. In Erlangen hat L.R. Müller - und sein Schüler F. Hoff - die Bedeutung des vegetativen Nervensystems - die Lebensnerven - hervorgehoben und dessen Reaktionsweise in vielfältigen Studien in seiner Einwirkung auf das Krankheitsgeschehen untersucht.

Während Sigmund Freud durch die Einführung der Seele und der seelischen Hintergründe - Psychoanalyse - auch Krankheiten in ihrer Pathogenese, in ihrer Psychogenese zu erkennen und erklären lehrte, hat diese Richtung die psychosomatische Komponente am kranken Menschen erkannt und medizinisch definiert. Gewiß war immer schon bewußt, wenn auch nicht gelehrt, daß die Psyche die Krankheiten zu modellieren vermag.

Die Entwicklung der Psychosomatik - mit allen speziellen Differenzierungen - hat die Pathogenese am Anfang des Jahrhunderts gewaltig befruchtet, die Krankheitsansichten gewandelt.

Die Reaktion von Ludwig Aschoff auf diese „neue Richtung" ist interessant. Er weist schon sehr früh darauf hin, daß Freud mit dem Unterbewußtsein die eine Wurzel, Nietzsche mit dem Übermenschen die andere der psychosomatischen Richtung bildet. Im Grunde genommen handelte es sich um keine neue Erkenntnis, vielmehr um die Freilegung verschütteten Wissens.

Der gute Hausarzt alten Schlages war zugleich ein großer Psychologe, der die gesamte Familie kannte, ihre sozialen und psychologischen Probleme erfaßte. Er hatte zwar möglicherweise nie von dem Wort „Psychologie" etwas gehört, aber er handelte. Er war Seelsorger, Richter, Psychiater, Theologe, der polternd oder mit sanfter Hand - immer aber in psychologisch gekonnter Weise seine Kranken betreute.

Man könnte bei dieser Einführung der Psychosomatik in die rein naturwissenschaftliche Auffassung der Krankheiten durch die persönliche Biographie des einzelnen Kranken geradezu von einem Paradigmawechsel der Krankheitsauffassung sprechen, wenn darin ein wirklicher „Wechsel begriffen" worden wäre.

Daß die Einführung der Psychosomatik keinen revolutionären Paradigmawechsel bedeutet - wohl eine bereichernde Addition - geht ganz klar daraus hervor, daß die naturwissenschaftliche Basis der Medizin nur von Unverständigen verlassen wird. Die Psyche bedient sich der naturgegebenen Veränderungen, weil ohne naturwissenschaftliche Basis die „Seele im Leeren" hängt. Es entspricht ja gerade der neuen Erkenntnis, daß bei verschiedenen *körperlichen Symptomen* klinisch nach *seelischen Ursachen* oder Modulatoren gesucht werden muß. „Das

Herz-Gefäß-System ist die Eintrittspforte der Psyche in die Körperstruktur"
sagte Uehlinger (1962).

Es war für die Pathologie keine Neuorientierung, wenn erklärt wurde, daß zu
der Entstehung des Ulkus ventrikuli eine seelische Komponente gehöre. Die Frage, die uns bei dem Ulkus vielmehr beschäftigt, ist z.B. die der Lokalisation, die
umschriebene Schädigung der Schleimhaut, ihre umschriebene Andauung.

Auch wenn Pathologen, also Krankheitsforscher, zu vorderst Pathophysiologie und pathologische Anatomie betreiben, so sehen sie immer den wesentlichen
Unterschied zwischen der Ursache („causa") und dem Ablauf (Pathogenese).
Beide Faktoren sind differenziert und in beide Vorgänge können seelische Kom-
ponenten eingreifen. Man kann nie bei der engen Verknüpfung vergessen, daß
seelische Faktoren die ganze Krankheit vielleicht weniger in ihrer Entstehung, sicher aber in ihrem Ablauf zu modellieren vermögen, daß – wenn dies richtig ist –
auch seelische Faktoren Krankheiten mindern, lindern und heilen können.

Psychosomatik ist ein Begriff, den auch die organisch bezogenen Pathologen
durchaus verstehen, und dem sie – ich gebe zu: erst in diesem Jahrhundert –
Heimatrecht gaben. Allerdings darf man vor lauter Glück und Einsicht das Soma
nicht vergessen.

Auch die radikalen Psychosomatiker erkennen die naturwissenschaftliche
Grundlage des Krankheitsvorganges. Es ist die Frage nach der Auslösung der
Krankheit: hier Bakterium – da gekränkte Seele.

Es ist das „Rollenverhältnis" ganz klar: Die Entstehung des Ulkus – als Zeichen einer gestörten psychosomatischen Einheit ist seit Jahren bekannt. Die
Symptome: die pathologische Anatomie, die Komplikation (Perforation, Blutung) – alles rein „naturwissenschaftlich", medizinabhängig, gleichartig in der
Therapie. Allein die Entstehungsweise ist unterschiedlich und problematisch.

Der frühere Streit zur Pathogenese des Ulkus – Peptiker, Vaskularisationsan-
hänger, Entzündungsfolgen – hat sich etwas gelegt. Standpunkte der Pathogenese und Theorien wurden geändert, besonders unter dem Einfluß der Therapie:
Streßvermeidung (psychosomatische Erkenntnis), H_2-Blocker. Allein die Erkenntnis, daß durch derartige psychische Erregungen das Ulkus entstehen
könnte, hat es vielfach verhindern lassen.

Und dann kam die Entdeckung des Helicobacter. Die Gastritis als Folge der
Helicobacter-Besiedelung ist gesichert – aber dann folgte das Ulkus durch und
bei Helicobacter-Besiedelung. Man fragt sich: Was macht jetzt die Psyche mit
dem Helicobacter?

Die Erkenntnis von der Beteiligung der Psyche für Krankheitsentstehung und
ihren Verlauf, dadurch auch eine Hebelwirkung in der Therapie, ist der naturwissenschaftlichen Krankheitsauffassung additiv, ja komplementär. In diesem
Zusammenhang hat Wilhelm Doerr (1979) von der Notwendigkeit einer Naturwissenschaft höherer Ordnung gesprochen.

Der Umweg, den die naturwissenschaftliche Medizin – lokalistisch, materia-
listisch, somatisch, sektionsgläubig, sektionsbeeinflußbar – scheinbar gemacht

hat, um wieder von der Krankheit zu dem „kranken Menschen" zu kommen, war eine Notwendigkeit, um von dem Vitalismus, der Naturphilosophie, dem Neovitalismus wegzukommen.

Medizin als Naturwissenschaft - von da ging der Weg zur Psychosomatik. Dies entspricht einer zeitgeschichtlichen Pendellogik.

Die Heidelberger Schule hat von einer weiteren Seite eine Unterbauung erfahren. Paul Martini hat im Bestreben, eine pharmakologische Wirkung sachgerecht zu erfassen, den Plazeboeffekt herausgearbeitet, den doppelten Blindversuch gefordert und auch auf die Bedeutung der „Droge Arzt" hingewiesen. Damit ist die Beeinflussung der körperlichen Vorgänge durch die eigene Seele, die eigene Beeinflußbarkeit, die eigene mentale und psychische Konstruktion klar, ja geradezu meßbar geworden. So wie das psychosomatische Zusammenspiel von außen - durch Tabletten - beeinflußbar ist, so ist dies auch von „innen" durch Kränkung, Mißerfolge, unerwiederte Liebe - um es schlagwortartig zu sagen - verständlich (V. v. Weizsäcker 1942).

Die im Bewußtsein der Ärzte sich stabilisierende, modulierende Kraft des Seelischen bei der allgemeinen Krankheit erscheint zwar nicht im unmittelbaren Befundbericht, hielt aber in der Erkenntnis der Krankheit im Pathologenstande, also bei den eigentlichen Krankheitsforschern, Einzug.

Denkt man an die Fortschritte der Medizin in der ersten Hälfte unseres Jahrhunderts, dann kommen Hormone und Endokrinologie, pathophysiologische Medizin, vor allem die Entwicklung der Therapie in den Sinn.

Daß sich neben diesen naturwissenschaftlichen Dingen eine anthropologisch-humanistische Entwicklung ergeben hat, macht man sich wenig bewußt. Und trotzdem ist sie eine gewaltige Stütze des medizinischen Alltags.

Die psychosomatische Medizin - lange vernachlässigt und mit großem Nachholbedarf - ist in Gefahr und oft schon der Gefahr verfallen, das Pendel in der anderen Richtung ausschlagen zu lassen. Es ist sinnvoll, wie es gute Psychosomatiker und Psychotherapeuten tun, zunächst die somatische Untersuchung und Behandlung durchzuführen und wenn kein organischer Schaden gefunden wird, wenn erkannt wird, daß hier die Psyche unmittelbar in die Krankheitsentstehung eingegriffen hat, mit der psychischen Therapie zu beginnen. Noch sinnvoller - und das ist vielfach Standard - beides, Soma und Psyche, in Krankheitsauffassung und Therapie so vermengt zu sehen, wie dies tatsächlich der Fall ist.

Freilich: Die Betrachtung der gestaltenden Krankheit ist eine unstatistische, eine stark individuelle Betrachtungsweise.

Die Psychosomatik hat einen Blickpunkt der Erkenntnis vermittelt. Wenn bereits in Kenntnis dieser Sachverhalte die somatische Behandlung, z.B. schon bei der Anmeldung mit der psychischen Anamnese beginnt, wenn sozusagen bei jedem Medikament das psychotherapeutische Moment mit beeinflußt, dann ist auf der wissenschaftlichen Stufe erreicht, was die alten Ärzte „intuitiv" nannten (vgl. Catel 1979, R. Gross 1988).

Die konditionalistische Betrachtungweise muß psychische Momente bei Ätiologie und Pathogenese von Krankheiten ebenso berücksichtigen wie naturwissenschaftliche pathomechanische.

Die Psychoanalyse – sofern sie Medizin ist – ist eine Spezialsparte wie die Handchirurgie: Im einzelnen hervorragend hilfreich für das Schicksal des ganzen Menschen – aber eben doch nur ein Glied.

Es heißt nicht pathologische Anatomie gegen Psychopathologie. Psychosomatik setzt sich aus Psyche und Soma zusammen. Man darf aber das Soma nicht vergessen.

6.3 Erledigte Krankheiten

In der Berichtszeit ist eine Fülle neuer Krankheitsmechanismen sichergestellt, man darf sagen: entdeckt worden. Es gibt aber auch einige „erledigte" Krankheiten, die zwar nicht verschwunden sind, deren Gefährlichkeit – nach der präzisen Diagnostik und der Aufklärung der Wirkungsmechanismen – beseitigt wurde.

Hier sind einige Infektionskrankheiten zu nennen, die früher als „Geiseln der Menschheit" aufgeführt wurden, jetzt aber therapeutisch beherrschbar sind. Hier sind vor allem die Tuberkulose und die Lepra zu zählen, die Poliomyelitis und die ganz großen Seuchen: Pest, Cholera, Pocken, Typhus abdominalis und andere mehr. In der ersten Hälfte unseres Jahrhunderts hatten die Kliniker gleichsam alle Hände voll zu tun, um der Infektionskrankheiten Herr zu werden.

Diese spielen in der pathologischen Anatomie nur in den ersten Jahrzehnten – insbesondere unter dem Einfluß des 1. Weltkrieges – als Epidemien eine Rolle. Wohl war das Thema der Auseinandersetzung zwischen Bakterien und Gewebe in Form der verschiedenen Entzündungsarten immer aktuell.

Epidemien fesselten die Aufmerksamkeit: Die Encephalitis lethargica im Beginn der 20er Jahre, später die Hepatitis epidemica im 2. Weltkrieg.

Die Tuberkulose, die noch im Anfang des Jahrhunderts und bis in die 50er Jahre hinein ein schweres menschliches Schicksal und eine besondere ärztliche Aufgabe gewesen ist, wurde auch in die Gruppe der „erledigten Krankheiten" eingereiht. Sie ist zweifellos auf ein Minimum an floriden Erkrankungen zusammengedrängt – aber die fehlende Durchseuchung macht die Primärerkrankungen in älteren Jahren gefährlicher. Vor allem die mangelnde Kenntnis der Erkrankung und die fehlende differentialdiagnostische Bedeutung macht sie heimtückisch.

Ähnlich sind die Verhältnisse bei der Diphtherie. Ist sie erkannt, kann sie wirkungsvoll bekämpft werden.

Andere Infektionskrankheiten haben eine relativ kurze epidemiologische Hoch-Zeit erfahren und sind dann wieder in den Hintergrund getreten. Hier ist vor allem der Flecktyphus zu nennen, der während des Krieges eine Rolle spielte. Der eigentliche Typhus abdominalis kann heute bereits zu den „erledigten Krankheiten" gerechnet werden, während er gerade noch in den ersten Jahrzehnten unseres Jahrhunderts vorkam.

Eine kurze epidemische Episode spielte die Toxoplasmose nach dem 2. Weltkrieg. Es gibt auch ein *scheinbares* Verschwinden: Die Eklampsie, die unter einer

Fülle von Namen besonders in den Vorformen sich verbirgt, ist wegen des früheren Erkennens tatsächlich zahlenmäßig zurückgegangen.

Die Rh-Inkompatibilität ist nach grundlegenden Forschungsarbeiten zuerst erkannt worden, dann aber therapeutisch, vor allem präventiv, derart beherrscht, daß sie fast ganz aus der wissenschaftlichen Literatur – allerdings erst in der zweiten Hälfte des Jahrhunderts – verschwunden ist.

Man denkt bei der Aufzählung der vielfältigen „erledigten Krankheiten" kaum an die Stoffwechselleiden, die beherrschbar geworden sind: perniziöse Anämie, Gicht, alle Avitaminosen, wie Rachitis („Buckel") und Skorbut. Hierbei wird deutlich, daß die Grundlagenforschung, die sich mit dem Stoffwechsel vertraut gemacht hat, unmittelbar in die praktische Medizin eingreift.

Die perniziöse Anämie spielt in der ersten Hälfte des Jahrhunderts noch eine überragende Rolle. Sie ist heute in dem Augenblick therapeutisch beherrscht, in dem die Diagnose gestellt wird. War in den 20er Jahren die Erkenntnis aufgekommen, daß der Genuß von roher Leber die perniziöse Anämie – die makrozytäre Anämie – beherrschen oder gar verhindern konnte, so war zum Ende der Berichtszeit immerhin aus dem fast nicht durchführbaren Diätgebot die Möglichkeit entstanden, Leberextrakte zu spritzen. Als dann die weitere Forschung die eigentliche Ursache in dem Vitamin-B-12-Mangel fand, war die Diagnose mit der Therapie und der prompt erfolgten Heilung geeignet, diese Krankheit gänzlich aus dem Bilde des Klinikers, sicher aus dem Bilde des pathologischen Anatomen zu verbannen.

Auch die Gicht ist als „erledigte Krankheit" anzusprechen, in der ersten Hälfte des Jahrhunderts war die Erforschung der Stoffwechselsituation mit dem Harnsäurestau das Ziel der „Theoretiker", während zu Ende der Berichtszeit unmittelbar eine therapeutische Anwendung durch die Hemmung bestimmter Enzymsysteme möglich geworden war.

Eine so exquisit allgemeine Stoffwechselkrankheit wie der Diabetes mellitus wurde in unserem Jahrhundert in Erkenntnis, Theorie und praktischen Behandlung erfolgreich bearbeitet.

Die anatomischen Voraussetzungen der Ursachen-Organe – die Langerhansschen Inseln – waren zu Ende des letzten Jahrhunderts gerade in ihrer Beziehung zu dem Diabetes erkannt worden.

Manche Arbeitsgruppe bemühte sich, die Extrakte der Inseln zu erfassen. Gerade war das erste „Gewebshormon", das Sekretin, in seiner Wirkung und Leistung am exkretorischen Pankreas erkannt worden und damit der Begriff der Hormone überhaupt geschaffen (vgl. S. 69).

Das Zeitalter um die Jahrhundertwende war geradezu „hormongierig". Der Versuch von Banting und Best, der 1922 zur Entdeckung des Insulins führte, hatte in wenigen Jahren durch die Substitutionstherapie die sonst verzweifelte Lage der Diabetiker gewendet.

Man vergißt oft, daß in dieser Zeit noch ein zweiter wichtiger Schritt zur Erforschung des Diabetes getan worden ist: Die Entdeckung der gezielten Giftwirkung des Alloxan auf die B-Zellen der Langerhansschen Inseln (Jacobs 1937) machte einen experimentellen Diabetes-Tierversuch möglich (E. Abderhalden

1947). Durch die Entwicklung des experimentellen Alloxan-Diabetes konnte man pathogenetische Bedingungen und Therapien erforschen. Man war nicht mehr auf Kranke in unterschiedlichen Stadien der Krankheit angewiesen.

Es ist keineswegs so, daß der Diabetes mellitus aus dem Spektrum der Krankheiten verschwunden, „erledigt" ist, jedoch bildeten die akuten Phasen mindestens auf dem Sektionstisch Raritäten, während die Komplikationen, z.B. Mikroangiopathie, fortgeschrittene Arteriosklerose, diabetische Nephrosklerose, Xanthomatose der inneren Glastafel des Schädeldaches für den pathologischen Anatomen mehr in den Vordergrund traten und somit die Diagnose eines Diabetes mellitus am Sektionstisch erlaubten. Dies war und ist in der akuten Phase kaum einmal möglich.

„Erledigte Krankheiten" sind naturgemäß nicht aus der Sicht der ärztlichen Praxis verschwunden, wohl aber z.T. aus dem Obduktionsgut. Dies ist vor allem die Folge einer präzisen Diagnostik und Kenntnis der Pathogenese, die eine gezielte Therapie ermöglichen, die allerdings auch hilft, das Lebensalter der Komplikationen zu erreichen.

Die alte durchgemachte Tuberkulose ist als Narbe noch erkennbar, der Diabetes mellitus ist mehr in seinen Komplikationen – Niere, Arteriosklerose, Erblindung, diabetische Plazenta – auf dem Sektionstisch erschließbar.

Darin zeigt sich das Prinzip: Die akute Phase der Erkrankung wird beherrscht und überlebt – die Komplikationen, die früher eher selten waren, sind jetzt die im Vordergrund stehenden anatomischen Zeugen der überstandenen Krankheit. Dies zeigt das Problem unserer Zeit: die Zunahme der chronischen Krankheiten im erhöhten Lebensalter, die oft vielfältigen Krankheiten.

So wie es „erledigte Krankheiten" gibt, so gibt es naturgemäß eine Unzahl – leider sehr viel mehr als „erledigte" – von „neuen Krankheiten". Ich will nicht auf AIDS hinweisen, bei dem das Problem offensichtlich und auch allgemein bekannt ist. Bei dem Vergleich der Lehrbücher aus den verschiedenen Auflagen sieht man wirklich neu entdeckte Krankheitseinheiten.

Es gibt auch neue Krankheiten, die durch die weitere Kenntnis von Einzelheiten entstanden sind; ich erinnere an die Vielzahl der Unterformen von Leukämien. Die Geschichte der Mukoviscidose ist besonders kennzeichnend. Die Krankheit ist wenige Jahrzehnte bekannt – aber durch die sorgfältig geführten Schweizer Stammbäume ließen sich die Erbgesetze erkennen und die Krankheit über etwa 300 Jahre verfolgen. Die Krankheit ist viel älter. Nach R. Busch (1990) läßt sich mit einiger Sicherheit vermuten, daß sie sich etwa 4000–5000 Jahre in Osteuropa zurückverfolgen läßt.

Die erste anatomische Beschreibung der charakteristischen Pankreasveränderungen stammt von Landsteiner, dem Entdecker der Blutgruppen. Er hatte als junger Assistent – bei Weichselbaum in Wien – ein Kind mit einer cystischen Pankreasfibrose seziert und beschrieben (1905). Sehr viel später machte der Kinderkliniker Fanconi auf eine Gruppe von Kindern mit coeliakieähnlichem Krankheitsbild aufmerksam. Fanconi, Uehlinger und Knauer (1936) haben bei der Untersuchung dieser Kinder festgestellt, daß auch die Bronchien beteiligt sind und so Bronchiektasen zu dem Bilde gehören. Sie stellten auch die Familiarität fest. Später ist die Beteiligung der Schweißdrüsen (di Sant'Agnese 1953) bekannt geworden. Es liegt also eine erbliche allgemeine Exokrinopathie vor. Es dauerte nicht lange, bis die Molekularbiologie den Defekt bei dieser Erbkrankheit lokalisieren konnte.

„Erledigte", „scheinbar erledigte", „neue Krankheitstypen" – alles zeigt den lebendigen Wechsel der Krankheitslehre mit vielfältigen Behandlungsgesichtspunkten, die sich aus dem sich wandelnden Krankheitsverständnis ergeben.

6.4 „Moden"

Jede Zeit hat ihre „Mode". Es gibt Moden der Wissenschaft, die sich rasch herumsprechen, als echte Fortschritte angesehen und angenommen werden – erst Jahre später zeigt einer, daß alles Unsinn ist – und jeder sagt, daß er es eigentlich nie geglaubt hat. Zu solchen Erkenntnissen verhilft die Statistik, andererseits aber auch das pathophysiologische Verständnis.

Die Moden, die ich selbst erlebt habe, zeigen, wie alt ich geworden bin. Ein Sachverhalt von brennender Aktualität, von dem abzuweichen eine Sünde, ja ein Kunstfehler war, eingängig im pathophysiologischen Verständnis – und ist dann untergegangen in einer fast peinlichen Vergeßlichkeit.

In der Wissenschaft kann eine solche Mode methodischer Art sein, in der Medizin die Auffassung der Krankheit schlechthin, die Ansicht der Pathogenese, in der klinischen Medizin vor allem die Behandlung der Kranken betreffen. „Klassische Moden" sind „Galls Phrenologie", „Messmers Magnetismus", „Browns Erregungstheorie" und viele andere.

Die Naturwissenschaft leitete im 19. Jahrhundert zu der naturwissenschaftlichen Medizin über. Johannes Müller, Rudof Virchow, Wunderlich – wenn wir Namen als Repräsentanz von Denkarten nennen wollen – sind gewissermaßen Prellböcke für vielfältige Moden des letzten Jahrhunderts gewesen: Vitalismus von Stahl, Schellings Naturphilosophie und viele andere mehr. Auch die Krankheitsauffassung der Gesellschaft ist einem Wechsel, ebenfalls Moden unterlegen.

Wenn man von den immerwährenden Beziehungen der Kranken – besonders der Schwerkranken und der eingebildeten Kranken – zu übersinnlichen, kaum einsehbaren, kaum glaubhaften medizinischen Vorstellungen absieht, so ist doch der Betrieb der Medizin *zu einem Teil* und zu allen Zeiten abhängig von solchen Moden. Auch von offizieller Seite gibt es Moden, auch von Regierungsstellen, die z.B. in die Krankenbehandlung eingreifen wollen.

Moden sind nicht zu verwechseln mit Entwicklungen des Faches und mit dessen Wandel. Aber – zugegeben – in der Hitze der Diskussion ist es oft schwer, zwischen wirklicher Neuigkeit und Mode zu unterscheiden.

Nichts „Modisches", sondern Entwicklungswandel ist es, wenn neue Befunde zur Ätiologie alte Befunde bestätigen oder auch ausmerzen lassen.

Ich nenne als Beispiel den *Morbus Whipple*, dessen anatomisches Bild im Darm so ungeheuer eindrucksvoll ist und die Pathologen schon immer zu eigenartigen Namen und Krankheitsvorstellungen gebracht hat. Seit die bakterielle

Verursachung bekannt wurde, sind alle einschlägigen früheren Beobachtungen „klassisch" oder „historisch". Und es hat wieder 30 Jahre gedauert, bis es gelang, den (therapierbaren) Keim näher mit der Polymerase-Ketten-Reaktion zu erfassen. Der Morbus Whipple ist dadurch in seiner exemplarischen Bedeutung „modern" geworden, sicher aber gehört diese Entwicklung nicht zu den „Moden". Vielleicht paßt er besser in die „erledigten Krankheiten", weil die Diagnose stellen bedeutet, den Patienten zu retten.

Auf dem Wege der Evolution und dem Wandel können Fehlwege locken, die – eben weil es viele Wege sind – wie Moden aussehen und wie diese vergehen. „Moden" sind grelle Tagesblüten, die sich nicht nur als Fehlwege, sondern als Luftblasen erweisen und auch einem großen Teil von Wissenschaftlern imponieren.

Die Moden wechseln – aber es gibt von Moden unabhängige Wandlungen der Akzente. Ein Vorgang, ein Befund, der lange bekannt ist, der vielleicht sogar bestritten wird und schlecht angesehen ist, gewinnt urplötzlich eine Bedeutung und steht im Mittelpunkt des Interesses. Lustig ist daran, daß der Befund mit einem Male als „de novo" gepriesen wird.

Jeder – von einem gewissen Alter an – kennt solche „Moden", die einmal eine große Rolle gespielt haben. Danach versinken die Untersuchungen, die Befunde, die Schlüsse in kurzer Zeit im Vergessen.

Die von Robert Koch inaugurierte Tuberkulintherapie war theoretisch gut unterbaut, aber leider auch nur eine Mode, die sich in das Zeitbild der Forschungen von der Entwicklung des Tuberkelbazillus bis zu den Antiseren und Antitoxinen einfügte.

Ein besonders prägnantes Beispiel für solche Moden ist die Theorie der Medizin von Speranskij (A Basis for the Theory of Medicine, New York 1943; Grundlagen der Theorie der Medizin (übersetzt von K. R. v. Roques) Berlin, 1950).

Die Theorie hat eine Fülle von Nachuntersuchungen ausgelöst (Reitter 1953, 1954; Reitter und Ritter 1952), die negativ verliefen – dennoch ist die Theorie sogar in Gutachten verwandt worden.

Heute kennt kein Student mehr den Namen des russischen Forschers.

Es war eine Mode, bei Mammakarzinom die Barrschen Zellkernkörperchen zu zählen, um die Therapie danach auszurichten, bei Melanomen eine BCG-Stimulation vorzunehmen. Mit einem Mal war alles vorüber.

Die Bedeutung des „Herdes" und seine Sanierung spielte Jahrzehnte eine überwertige Rolle. Langwierig war die Mode der Frischzelltherapie, die heute noch nicht überwunden ist.

Zeitweise war der Oxfordshunt in der Niere ein beliebtes Forschungsgebiet und eine Deutung für manchen physiologischen und pathologischen Befund – heute ist er kaum noch in größeren Lehrbüchern erwähnt. Die Melanosis coli als Folge der Chlorophyllaufnahme anzusehen, war bald erledigt (Hieronymi 1954).

Die Ansichten und Forschungen über den „Status thymicolymphaticus" (Paltauf) waren einmal groß in Mode, sind aber völlig verschwunden. Anfang der

60er Jahre war eine wissenschaftliche „Mode" die „Mukoviszidose der Erwachsenen" – ein Problem, das völlig verschwunden ist.

Es gibt auch Moden, die mehr oder weniger durch die Laienpresse hochgepeitscht auch in die Praxen einziehen („der praktische Arzt muß die Illustrierten seines Wartezimmers gelesen haben"). Das geht von den Ringpendeln bis zur Homöopathie, von der Besprechung bis zur Akupunktur.

Auch in der Pathologie gibt es „Moden", die an Glaubwürdigkeit und Lebenszeit verlieren, wenn sie sich von der „konservativen" pathologisch-anatomischen Grundlage entfernen.

Es ist ein Thema für medizinhistorische Forscher, solchen Moden nachzugehen. Die Durchsicht von Zeitschriften und Archiven kann so eine reiche Beute allein durch die statistische Angabe über die Häufung von Forschungsgegenständen zu gewissen Zeiten bzw. ihr völliges Verschwinden zu einem anderen Zeitpunkt erbringen.

7 Einzelprobleme

Es erfolgt wieder eine sehr persönliche Auswahl der „Einzelprobleme". In gleicher Weise könnte man eine Geschichte der Gastroenterologie – deren „Explosion" freilich erst in der zweiten Jahrhunderthälfte erfolgte – mit besonders herausragenden Persönlichkeiten, mit Schulen und Moden aufführen. Ebenso würde es sich lohnen, das pathogenetische Prinzip des Sauerstoffmangels herauszustellen, das in der Berichtszeit besonders erforscht wurde.

Es gibt eine Vielzahl von Teilproblemen, die aber hier nicht behandelt werden können. Vielleicht gelingt es unserem Konzept anzuregen, nach dem gleichen Muster einige Einzelprobleme zu beschreiben.

7.1 Entzündung und Degeneration

Große, ganz *neue* Problemkreise, die heutiges ärztliches Handeln beschäftigen, sind in der ersten Hälfte des Jahrhunderts in pathologischen Instituten am Mikroskop entdeckt und entwickelt, in ihrer Phänomenologie erfaßt, in den pathogenetischen Zusammenhang gestellt und im Experiment nachgearbeitet, in ihrer Bedeutung diskutiert worden.

Dies wird deutlich an dem System der APUD-Zellen, das von Feyrter (1953) erschlossen, am Mikroskop gesehen und in der Bedeutung erschaut wurde. Dem unablässigen Bemühen Feyrters ist es gelungen, erst Chemiker, dann Pharmakologen und schließlich Anatomen bis hin zum internistischen Allgemeinmediziner für dieses System und seine praktische Bedeutung zu erwärmen.

Im Gegensatz dazu handelt es sich bei der *Entzündung* um ein kardinales Dauerproblem. Die Entzündung ist das „Herzstück der Allgemeinen Pathologie", wie es Alexander Schmincke ausgedrückt hat. Das wechselvolle Schicksal des Entzündungsbegriffes zu verfolgen, bedeutet ein Stück Wandel in der Krankheitsauffassung zu erkennen.

Während am Ausgang des 19. Jahrhunderts – wie Thoma (1886)sagt – fast alle Krankheiten zu der Entzündung zu rechnen waren, ist dies 100 Jahre später durch die Kenntnis der Entzündungsstoffe einzelner Zellkolonien ganz anders geworden, ohne daß der Begriff gewechselt worden ist. Er war in einem Jahrhundert wechselvoll und stetig anders erfüllt, stets aber auf dem Forschungsplan geblieben.

Kein Forschungsgegenstand war am Anfang des Jahrhunderts so im Mittelpunkt und im Streit wie der Entzündungsbegriff.

Dabei ging es
- um die Entzündungsdefinition,
- um die Phänomenologie – was alles, vor allem was *nicht* Entzündung sei –
- um die Bestandteile des Entzündungsexsudates, vor allem
- um das Wesen des Phänomens.

Es war geradezu zu einer Weltanschauung geworden, wie man über die Entzündung dachte. Man kann sich kaum eine Vorstellung davon machen, mit welcher Vehemenz, mit welcher Fülle von Argumenten, mit welch glaubenslehrenhafter Heftigkeit, mit fast persönlichen Anwürfen um den Entzündungsbegriff gestritten wurde. Es wurde stets versucht, die Entzündung zu definieren, abzugrenzen gegen andere Formen der gestalteten Biologie. Die Aufregung, die das Entzündungsphänomen hervorrief, erscheint uns heute – natürlich vor allem durch die Kenntnis der weiteren Entwicklung unserer Vorstellungen – fast unverständlich.

Es ging um die Frage, wie Entzündungsreize – und was war das? – auf das Gewebe einwirken, ob mit Hilfe des Nervensystems, ob nur auf die Gefäße, wie ein solcher Reiz die komplexe Entzündung hervorrief, ob „Entzündungsreiz" und „Reizzustand" etwa identisch seien, wie es Broussais, gestützt auf Hippokrates, angenommen hatte.

Aschoff (1917, 1921, 1922, 1923, 1925) nahm eine direkte Reizung jeder Zelle an, die dann die „Defensio" in Szene setzt. Daher paßte in diese Vorstellung auch die „parenchymatöse Entzündung" – warum soll eine Parenchymzelle nicht auf den gleichen Reiz mit einer „defensio" antworten können?

Für Weigert – und mit ihm Neumann (1889), Jores (1920), Fischer-Wasels (1924) – dagegen war die Gewebsschädigung am Anfang, die Entzündung war die Folge der Gewebsschädigung. Das wurde am Beispiel der Strahlenschädigung abgeleitet. Dadurch schien die Möglichkeit deutlich zu werden, daß auch innere Zellschäden als Entzündungsursachen anzusehen waren.

Eine Zusammenfassung des Streites gab Lubarsch (1921) unter dem Oberbegriff der Virchowschen Entzündungslehre (anläßlich des 100.Geburtstag des Meisters). Dieser Streit entstand – natürlich – auf dem Boden der Virchowschen Vorstellung, die ja der parenchymatösen Entzündung (1852) – die eine Folge der „Ernährungsstörung" sei – entsprach. Es wurde zwischen dem naturwissenschaftlichen Gehalt des Entzündungsbegriffes und dem ärztlichen Gebrauch die gesamte Palette möglicher Entzündungsformen abgehandelt. Jeder, der in seiner Wissenschaft etwas auf sich hielt, gab seiner Überzeugung Ausdruck – mit dem Erfolg, daß er mehr oder weniger tief in den Streit verstrickt war.

Für *Virchow* ist die Entzündung ein Symptomenkomplex, dem eine örtliche *Ernährungsstörung* zugrunde liegt, freilich anders als andere Ernährungsstörungen ausgezeichnet durch die Größe der zellulären Leistung, durch die Schnelligkeit des Verlaufs und durch den Charakter der Gefahr. So – mit der Ernährungsstörung – ist es zu verstehen, daß Rudolf Virchow von der parenchymatösen Entzündung sprechen konnte, ein Begriff, mit dem auch Aschoff sich beschäftigte, und den die neueren Forscher nicht mehr verstehen konnten.

Die Nähe zu dem Degenerationsbegriff war dem Altmeister wie auch später Aschoff klar. Zunächst „vindizierte" Rudolf Virchow der Entzündung einen „degenerativen Charakter", später hielt er dies nicht mehr aufrecht und deutete den degenerativen Epithelschaden – trübe Schwellung – ausdrücklich als Folge der nutritiven Reizung der Zelle (vgl. Jores 1920).

Der erste Schüler Virchows, der sich in der mikroskopischen Beobachtung auf dem Weg zum funktionellen Verständnis veranlaßt sah, die Verhältnisse auch im Experiment nachzuarbeiten, war Julius Cohnheim (1882).

Seine Untersuchungen an der Froschzunge über den Austritt von Exsudat, von Leukozyten sind bahnbrechend gewesen. Leider ist er mit 45 Jahren früh verstorben.

Auch das Leukozytenproblem hat die Pathologie vor der Jahrhundertwende enorm beschäftigt (v. Recklinghausen 1863, Cohnheim 1867). Das Entscheidende war, ob die Leukozyten am Ort aus Bindegewebszellen entstehen, oder ob sie aus dem Blute auswandern würden. Das Problem hat noch lange in den Studierstuben, am Mikroskop und im Experiment nachgewirkt (ich erinnere an Grawitz).

Erst als die Emigration der Leukozyten durch v. Recklinghausen und Cohnheim bewiesen war, konnten das Exsudat einerseits und der aktive Vorgang an der Gefäßwand andererseits den Gegensatz zu der parenchymatösen Entzündung – zu der Degeneration – sichern.

Cohnheim (Vorlesung allgemeine Pathologie I, 232 bis 367, Berlin 1882) schließt wegen der Auswanderung der Leukozyten auf eine „molekulare Alteration der Gefäßwand". Er zeigt damit den Weg zu dem Gefäßbindegewebe, zu dem Interstitium. Erst Marchand (1924), wie auch Rössle (1923), Fischer-Wasels, (1923, 1924), Beitzke (1923) lokalisierten die Entzündung in dem Gefäßbindegewebsapparat und setzte damit Tradition und Gedanken der Leipziger Schule von Cohnheim fort. Ein wichtiger Schritt zur Komplexität des Entzündungs-Phänomens war der Nachweis der Phagozytose durch Metschnikoff (1912).

Was war es denn, was den Entzündungsbegriff im Anfang des Jahrhunderts so durchschüttelte? Marchand (1911) stellte fest, daß die Entzündung von dem Charakter der *Krankheit* (wie auch das Fieber) zum Symptom, zur *Reaktion* wurde. In diesem Zusammenhang ist es erstaunlich, wie lange sich der Begriff der „Entzündungskrankheiten" gehalten hat, obwohl doch gerade diese dem „Entzündungsstreit" zum Opfer fielen.

In allen Feinheiten des zum Teil grob geführten Streites ist es doch interessant, daß sich *alle* Diskutanten, auch wenn sie den Entzündungbegriff gänzlich ablehnen, auf Rudolf Virchow beziehen, der allerdings in seinem langen Leben auch alle möglichen Gedanken „ausprobiert" hat (Lubarsch 1921), ohne zu einer ihn selbst befriedigenden Lösung gekommen zu sein. Eine Ausnahme von dieser Regel mag nur Gustav Ricker bilden, der ja schon seit seiner Habilitation ein erbitterter wissenschaftlicher Gegner von Virchow gewesen war.

Die Entzündung besteht (Marchand 1924) aus einer Reihe von örtlichen Vorgängen an den Gefäßen und dem (Binde-)Gewebe, welche nach der Einwirkung von Schädlichkeiten mechanischer, physikalischer, chemischer und infektiöser

Art in kausal gesetzmäßiger Weise verlaufen und im günstigen Falle zur Beseitigung der Schädigung und dadurch zur Heilung führen.

Indem man die Entzündung nicht mehr als Krankheit ansah, sondern als Reaktion, versuchte man, diese Reaktionsformen weiter aufzuschlüsseln. Brennpunkte waren die parenchymatöse Entzündung, die alterative Entzündung, die defensive Entzündung, die nervale Reizung, die zur Entzündung führte, um nur einiges zu nennen – bis aber auch zu dem Verdruß über dieses komplexe Phänomen, das weder naturwissenschaftlich noch biologisch, weder kausal noch teleologisch einheitlich zu fassen war. Daher die Versuche, den Entzündungsbegriff gänzlich aufzugeben.

B. Fischer (-Wasels 1924) erkennt in dem Entzündungsbegriff den Komplex der geweblichen Vorgänge – der für Ricker die Begründung seiner Ablehnung bedeutete. Aber dies, so meint Fischer, sei eben der natürliche Vorgang, der als Antwort auf jedwede Schädigung in seiner Komplexität ablaufe. Darin sieht Fischer die praktische Brauchbarkeit des Begriffes, ohne darauf zu bestehen, die Ursachen und Bedingungen – die Art des „Entzündungsreizes" – im Einzelfall analysieren zu können (und zu müssen). Hat man diese Einzelfaktoren erkannt, erfordert die Analyse des Phänomens seine Synthese. Fischer (1924) setzt sich für die Erhaltung des Entzündungsbegriffes ein, meint aber, daß nicht die Schädlichkeit die Reaktion auslöse, sondern der gesetzte Gewebeschaden.

Diejenigen, die den Entzündungsbegriff völlig aufgeben wollten, wollten dies aus verschiedenen Gedankengängen heraus. Bereits 1829 hat Andral den Entzündungsbegriff aus seiner Lehre eliminiert, später Thoma (1886, 1894, 1922) und Gräff (1918). Ricker (1912, 1924) lehnte den Entzündungsbegriff als unwissenschaftlich ab.

Andere wollten ihn beibehalten, um mit der Klinik verständlich sprechen zu können. Aschoff tendierte eher für die Abschaffung des Begriffes der Entzündung, behielt ihn aber aus Gründen der Verständigung mit der Klinik bei. Immerhin war er kompromißbereit.

Von allen Seiten wurde „die Entzündung" forscherisch angegangen, nicht nur von der histopathologischen Seite. Thoma (1922), Schade (1923) sahen das histophysikalische Phänomen, Oswald (1910) die kolloidchemische Seite. Der Streit kumulierte im Anfang der 20er Jahre. So wurde der Entzündungsbegriff 1923 zum Verhandlungsgegenstand der Deutschen Gesellschaft für Pathologie in Göttingen ausgewählt .

Auf die Diskussion, ja den heftigen Streit um den Entzündungsbegriff eingehend betonte Rössle (1923) in Göttingen in seinem Referat „Über Entzündung" zu Anfang, daß er mit der Erstattung dieses Referates beauftragt worden sei, weil er zu den wenigen gehöre, die sich noch nicht in dem Streit geäußert hätten. Vor Rössle sprach Lubarsch (1923), der sich gegen die wandte, die den Entzündungsbegriff ganz aufgeben wollten. Da ging seine Spitze gegen Ricker. Zugleich betonte er wie schon vielfach anderwärts die Gemeinsamkeiten, aber auch die Diskrepanzen zu der Ansicht von Aschoff über die Entzündung.

Lubarsch drückt in seinen Lebenserinnerungen seine Befriedigung aus, daß er
von Aschoff (mit dem er doch nicht einverstanden war) Gelegenheit bekam,
seine Vorstellungen über Entzündung in dessen Lehrbuch der studentischen
Jugend mitteilen zu können (vor 1923).

Rössle hat dann in seinem großartigen Referat von 1923 die Konsequenz aus
dem morphologischen Bild, aus dem zellulären und geweblichen Geschehen gezogen. Sein Begriff der „physiologischen Entzündung" erfaßt die gesamte Biologie von der Schlangenhäutung, der Abstoßung von Hirschgeweihen (also der
Morphallaxie) bis zur Resorption des Exsudates im Verlaufe der Wundheilung.
Rössle hat die Entzündung als ein naturhistorisches Phänomen bezeichnet,
dessen Struktur und Dynamik, dessen biologische Bedeutung in der Norm
(Morphallaxie) und in der pathologischen Übertreibung, dessen physiologische
Wirkung wie auch seine Abwehrfunktion („defensio") und seine deletäre Bedeutung („Charakter der Gefahr") umfaßte.
Die naturhistorische Auffassung Rössles erfaßt das Phänomen als Ganzes un-
abhängig von der wechselnden Wichtigkeit der Einzelkomponenten und der Art
des Reizes.
Rössle hat damit eine bestimmte Basis gebracht, die den langjährigen Entzün-
dungsstreit – von verschiedenen Ausnahmen abgesehen – mit einem Kompro-
miß beendet hat.
Von diesem Zeitpunkt an konnte die Entzündung weiter ausdifferenziert werden. Wie „erledigt" dieser Streit ist, zeigt sich in einer ganz anderen Weise: Alle
Diskussionsbeiträge und die Grundlage der Forschungen der 20er Jahre – von
Aschoff, Lubarsch, Marchand bis Rössle – finden sich *nicht* in modernen Enzün-
dungsmonographien erwähnt. Von da an war das komplexe Phänomen zu einer
Selbstverständlichkeit geworden. Natürlich ist die fehlende Erwähnung nicht nur
die Folge der Beendigung dieses Streites zu Anfang des Jahrhunderts, sondern
vor allem dadurch bedingt, daß durch den Methodenaufschwung ganz andere
Gesichtspunkte und Forschungsansätze in den Mittelpunkt des komplexen Vorganges getreten sind.
Rössles Schule selbst hat sich an dieser weiteren Differenzierung in der Allergie und Pathallergiefrage wesentlich beteiligt (Rössle 1923a, b; 1933a, b; 1936;
Klinge 1936, 1937; Gerlach 1923).
Mit der Übernahme der Allergielehre in das Entzündungskonzept – 1923 – begann, wie es Schadewaldt (1979) ausgedrückt hat, eine neue Epoche. „Denn nun
gelang es, die widerstrebenden Meinungen, die sich in der Humoral- und Zellu-
lar-Pathologie gegenüberstanden, unter einen übergeordneten Begriff, eben dem
der „hyperergischen Entzündung" zu vereinigen, und die verschiedenen nun
einsetzenden Klassifizierungsbestrebungen sind nichts anderes als der Ausdruck
dieser Bemühungen" (Schadewaldt 1979).
Aber noch in anderer Hinsicht ist das Referat bemerkenswert: Es wird hier
von der Entzündung in einer Weise gesprochen, die geradezu modern anmutet,
wenn man die heutigen immunologischen Stoffe der Entzündung weiter verfolgt,
wenn man die Wirkung von fremden und körpereigenen Antigenen, von Im-

munstoffen, die damals zwar noch hypothetisch waren, schon „in nuce" erkennt. Für moderne Immunitätsforscher wäre es gut, dieses Referat zu lesen, um die Wurzeln der eigenen Arbeit zu sehen.

Die heutige alles durchsetzende und beherrschende Immunologie beruht auf der Basis der „Immunitätsforschung", die sich am Anfang des Jahrhunderts entwickelt hat.

Diese hat mehrere Wurzeln:
- die „Seitenkettentheorie" von Paul Ehrlich
- die Antitoxinforschung von Emil von Behring
- die klinische Beobachtung der Allergie Pirquets
- die diagnostisch so ergiebige Immunserologie mit den Blutgruppen Landsteiners, der Wassermannschen Reaktion, der Sachs-Georgi Reaktion und vielen anderen mehr
- die Pathologische Anatomie der allergischen Formen der Entzündung von Rössle und seiner Schule (Klinge, Gerlach).

Alles wird zu einer großen Synthese der Erkenntnis. Um die Jahrhundertwende wurde insbesondere unter dem Einfluß von Emil von Behring und von Paul Ehrlich die „Immunitätsforschung" aktuell. Durch die Kenntnis der Antikörper bzw. der Antitoxine, die Emil von Behring in großen Mengen herstellte, gewann man den Eindruck, daß man zumindestens die Infektionskrankheiten - viele glaubten auch alle anderen Krankheiten - mit Antiseren behandeln und überwinden könnte. Klassische Versuche führten zum Erfolg: bei Diphtherie, Tetanus und bei vielen anderen Erkrankungen. Die Laienpresse traute Emil von Behring zu, daß er die Krankheiten ausrotten würde.

Die Immunitätslehre fand auch in der Diagnostik Eingang: Für viele Reaktionen erwähne ich nur die Wassermannsche Reaktion, die über Jahrzehnte hin die entscheidende Weiche für die Syphiliserkennung stellte. Das Blut eines jeden Patienten, der ins Krankenhaus gekommen war oder bei einem Arzt vorsprach, wurde mit der Wassermann'schen Reaktion untersucht. Auf diese Weise wurde die Lues erheblich eingeengt - diese Screening-Maßnahme hatte einen großen Fortschritt in der Früherkennung und der Bekämpfung der Syphilis gebracht. Die Diagnostik, die auf serologischen Reaktionen beruhte, traf zusammen mit Paul Ehrlichs Vorstellung von der Magna therapia sterilisans mit dem Salvarsan, der ersten großen therapeutischen Tat in dieser Epoche, die sich als das „Jahrhundert der Therapie" entwickeln sollte.

Die Salvarsanbehandlung brachte Paul Ehrlich einen Ruhm in der ganzen Welt. Daß er aber ein vielseitiger Forscher auf vielen Gebieten, dem serologisch-immunologischen Bereich, der Hämatologie, der Krebsforschung, der histologischen Färbetechnik und vieler anderer Gebiete gewesen ist, ging dadurch etwas unter. Die Seitenkettentheorie war die Grundlage der Immunitätslehre der damaligen Zeit.

Erst später, eigentlich erst seitdem Robert Rössle den umfassenden „naturhistorischen Entzündungsbegriff" festlegte (1923), konnte auch experimentell

über die Allergie gearbeitet werden (Klinge, Gerlach und immer wieder Rössle).
Vielfach wird vergessen, daß die Allergielehre, die häufig zu einem Spezialgebiet
vorwiegend von Dermatologen und Lungenärzten geworden ist, auf dem Boden
der morphologischen Entzündungslehre einerseits und der serologischen Forschung andererseits ruht.

Die *Allergie* war plötzlich in ihrer gesamten Dynamik ein Forschungsgegenstand der Morphologen geworden, ein Zeichen, wie sehr die pathologische Anatomie sich zur Pathologie, zur allgemeinen Krankheitslehre gewandelt hat, und
wie kliniknahe das pathologisch-anatomische Experiment eingesetzt worden ist.

Die pathologisch-anatomische Klärung im einzelnen hat gezeigt, daß es sich
nicht nur bei Infektionskrankheiten um ein allgemein-biologisches Phänomen
handelt. Es dauerte immerhin etwa 25 Jahre, bis das Phänomen der Allergie von
vielen Seiten her wissenschaftlich theoretisch unterbaut war, sowohl pathologisch-anatomisch als auch immunologisch, vielleicht klinisch vor allem in der
Dermatologie. Das Jahr 1923 (Rössle, Basel Antrittsvorlesung, Göttinger Referat)
machte gewissermaßen den Begriff fest.

Aber es dauerte immerhin noch 20 bis 30 Jahre, bis der Begriff der Allergie
Gemeingut der Ärzte, der Patienten und auch der veröffentlichten Presse wurde.

Wie lange Zeit nötig ist, um ein allgemein wichtiges, wissenschaftlich erkann-
tes Phänomen der Praxis und damit der Masse der Patienten zugänglich zu machen, läßt sich am Beispiel der Allergie zeigen.

Clemens von Pirquet, der Kinderarzt, hat am Anfang des Jahrhunderts auf das
Phänomen hingewiesen und ihm auch den Namen gegeben. Er hat die Allergie
besonders bei den sogenannten Kinderkrankheiten erläutert.

Die Anaphylaxielehre von Richet (1902), für die er 1913 den Nobelpreis erhielt,
die Lehre von der Allergie von Pirquet wurden pathologisch anatomisch von
Rössle durchgearbeitet und zur „Pathergie", wie er sagte, ausgeweitet. Heute ist
Allergie ein Ausdruck, der vielfach mißverstanden und mißgedeutet wird, weil er
zu unreflektiert in die Alltagssprache übergegangen ist.

Um die gleiche Zeit wird in der ärztlichen Betreuung der Kranken das Individuum entdeckt (Krehl 1928). Die Immunitätslehre bezieht sich auf die biochemi-
sche Einheit des „Selbst", des Individuums, und den Schutz vor dem „Fremd".

Später – in den 50er Jahren – zeigt sich das Gegenprinzip dieses immunologischen Schutzes der Persönlichkeit in den Autoimmunkrankheiten, auf die Witebsky (1955) hingewiesen hat. Für Paul Ehrlich war eine solche Immunrichtung
undenkbar, er sprach von dem „Horror autotoxicus", der den individuellen
Schutz garantierte.

Der Schauplatz dieser Verbindung – die Entdeckung der Persönlichkeit in der
Krankengeschichte (Krehl) und die Entdeckung der Immunität als Voraussetzung der Persönlichkeit (Sachs) – war Heidelberg. Ich ahne nicht, welche geistige
Osmose zwischen den beiden Protagonisten bestanden hat, die sich dem Problem auf so verschiedene Weise näherten.

In dem Heidelberger Serologischen Institut unter Hans Sachs wurden zahllose
Reaktionen auf bestimmte Krankheiten ausgearbeitet. Dieses Institut, das sicher
viel für die Praxis tat, hat aber auch eine für die damalige Zeit einmalig gründli-

che Basis für die Theorie der serologischen Reaktionen geschaffen. Der dortige Oberassistent, Ernst Witebsky, mußte aus Deutschland auswandern. Viel später hat er in Buffalo eine neue Aera der Immunologie eingeleitet, indem er die Grundlage zu den Autoimmunkrankheiten geschaffen hat, die das Gegenprinzip – eben die Krankheit – darstellt.

Serologisch-diagnostische Reaktionen, die Allergielehre und die Autoimmunmechanismen bilden die Basis für die moderne Molekularimmunologie. Die immunologische und klinische Serologie ist ein deutliches Beispiel dafür, was Deutschland durch die Entfernung von jüdischen Forschern aus ihren Ämtern und schließlich aus Deutschland bei der Vielzahl geistvoller jüdischer Forscher verlor. Nach 1938 war das Gebiet völlig verwaist.

Man liest mit Gewinn die alten Berichte, z.B. zur Diskussion über den Entzündungsbegriff. Zum einen, weil viele Diskussionsfragen den Kern und Ausgangspunkt für die heutigen Vorstellungen schon andeuten und aufzeigen. Oft waren wichtige Fragen gestellt, aber durch methodische Unvollkommenheiten noch nicht klärbar, obwohl das Ergebnis nur durch eine papierdünne Wand getrennt vorlag. Zum anderen, weil manches, was damals erstritten wurde, durch die heutigen Erkenntnisse eindeutig entschieden werden konnte.

Viel später baute daran Ehrich (1956) als „Phasentheorie die Kette bestimmter charakteristischer Vorgänge, deren einzelne Glieder durch verschieden starkes Vortreten der Entzündung ihr jeweiliges Gepräge geben".

Freilich ist zum Beispiel in der damaligen Diskussion der Lymphozyt ein praktisch unbekannter, nur passiver Faktor. Virchow machte noch keinen Unterschied zwischen Leukozyten und Lymphozyten. Erst Paul Ehrlich bildete „getrennte Stämme".

Die Lektüre, z.B. der Entzündungsdiskussion in den 20er Jahren, zeigt deutlich, daß schon damals der rein pathologisch-anatomische Standpunkt überwunden war und von der eigentlichen Pathologie – Ätiologie, Physiologie, Pathophysiologie, Biochemie etc. – die Rede ist.

Die umfassende Diskussion machte aber auch deutlich, daß über die Begriffe der Entzündung – selbst wenn in anderen Ländern in sehr intensiver Weise geforscht wurde – in Deutschland in dieser Zeit der Kampfplatz gewesen ist. Auffällig ist wieder, daß in den 20er Jahren die ausländische Literatur eine nur marginale Rolle spielte.

Indem die Entzündung in das Interstitium verlagert wurde, war für die Schädigung der Parenchymzelle gewissermaßen eine eigene Ansicht, ein eigenes Kapitel notwendig. Man sah dies im Problem der Degeneration.

Der Begriff der *Degeneration* hat ein unglückliches Schicksal gehabt (Altmann 1955). Es war frühzeitig die Veränderung der Epithelzelle in Oberfläche und Organen gesehen worden, die z.T. als Abwehr oder pränekrotische Phase gedeutet worden war. Der Degenerationsbegriff leitet sich her von der parenchymatösen Entzündung Virchows, hat dann aber freilich eine viel größere Breite über die zelluläre Ebene hinaus erreicht (Aschoff 1921). Die Vielfalt des Degenerationsbegriffs, auch die Ungebundenheit an einzelne Zellen, z.B. auch die Beteiligung der

Interzellularsubstanz, hat den Blick für eine einheitliche Definition und auch für eine einheitliche Diskussion verstellt.

Der Begriff der parenchymatösen Entzündung war von Rudolf Virchow konzipiert, von den „Entzündungsdiskutanten" mehr oder weniger, häufig mit weniger Emphase benützt unter dem Eindruck, daß auch die Epithelzellen eine Abwehr („defensio") oder einen Schaden der formalen Ausbildung haben müßten. Das führte dann zu dem Begriff der „trüben Schwellung" (Albrecht 1903), zu verschiedenen anderen Formen der Degeneration, der vakuolären Durchmischung, der hyalinen tropfigen Entartung. Verwirrend war – und damit schlecht der „Degeneration" zuzurechnen –, daß die Einzelzelle, sagen wir die Nierenepithelie, auch derartige Veränderungen aufwies, wenn sie offensichtlich geschädigt war, aber auch wenn sie noch mehr zu leisten hatte, wie z.B. nach einseitiger Nephrektomie:

Die überlebende Niere wies den Zustand der „trüben Schwellung" auf, wobei sie in der Substitution der fehlenden anderen Niere hatte viel leisten müssen und auch geleistet hatte. Hierbei war von dem Faktum einer Zellschädigung oder eines Epithelschutzes ja kaum zu reden.

Es zeigte sich, daß die Epithelien verschiedenartig auf eine Zellschädigung reagierten. Aus rein methodischen Gründen – Rasiermesserschnitte, ungebräuchliche Färbung – hatte die „fettige Degeneration" die erste und lange Zeit auch die exemplarische Rolle gespielt (Aschoff 1921).

Man unterschied:
- die trübe Schwellung
- die vakuoläre Degeneration
- die tropfige Entmischung
- die degenerative Verfettung,
- dazu kamen Amyloid, Verkalkung.

Es wurden „aktive Schädigung" und „passive Schäden" und „Nutritionsschäden" unterschieden. Passive Zellveränderungen wurden regressiv, aktive Veränderungen reaktiv gedeutet. Jahrzehntelange Diskussionen, vor allem über die fettige Degeneration, führten zur besseren Kenntnis des Cholesterinstoffwechsels und damit zu dem „Leitfossil" der Arteriosklerose.

Dadurch wurde das Bild der „Degeneration" uneinheitlich und kompliziert, so daß viele gänzlich auf diesen Begriff verzichten wollten. Aber eine Zellschädigung war eben doch vorhanden. Sie konnte durch die äquivalenten Bilder erkannt werden. Die Situation war überschattet durch die Entzündungsdiskussion, vor allem durch den Begriff der parenchymatösen Entzündung, von der die Degeneration nicht loskam, zum anderen aber auch durch die überwiegende Mehrzahl der Fälle von Degenerationsherden, ohne daß eine Entzündung beobachtet worden war.

Das morphologische Bild machte deutlich, daß hier, wenn nicht Abwehr, so doch ein Stoffwechselschaden der Zelle zugrunde läge: Bei der vakuolären Degeneration war der Wasserwechsel gestört, bei der fettigen Degeneration konnte man die Schädigung des örtlichen Fettstoffwechsels unmittelbar ablesen, bei der hyalin-tropfigen Form die Schädigung der Eiweißsubstanzen.

Im Jahre 1949 war der Degenerationsbegriff Verhandlungsgegenstand der Deutschen Gesellschaft für Pathologie in Kiel. Daß die fast erste Tagung nach dem Krieg sich mit diesem Begriff befaßte – auf Anregung von Rössle – zeigte die Bedeutung des Gegenstandes.

Man konnte sich nicht einigen. Im wesentlichen gingen die Meinungen darüber auseinander, ob „Degeneration" auch bei *reversiblen* Schäden angenommen werden konnte.

Viele Forscher sahen in der Degeneration von Zellen deren Stoffwechselschaden und unterschieden Fett-, Eiweiß- und Mineralstoffwechselstörungen, ferner Minderung der Zellatmung. Sie hingen aber an der Frage fest, wie Fett in die Zelle eindringen könne, wann Vakuolen entstünden, welche Zellorganellen Träger der minderen Leistung, der Stoffanhäufung seien – was dies alles für die Zelle und damit für die Organleistung bedeuten könnte.

Das Bekenntnis zur Degeneration als Stoffwechselstörung zeigt sich in dem 1948 erschienenen – also vor dem Kieler Kongreß 1949 – Fiat-Bericht, in dem E. Letterer und F. Büchner die Phänomene, die unter „Degeneration" firmierten, im Kapitel „Allgemeine Pathologie des Stoffwechsels" besprachen.

Aschoff (1921) hatte festgestellt, daß die Bezeichnung „degenerativ" keine formale, wohl eine kausale Kennzeichnung des Phänomens darstellte. Jetzt schien es gerade umgekehrt, daß die kausale Genese unklar, wohl aber die formale Kennzeichnung klar wäre. Die Frage der Irreversibilität spielte eine ganz entscheidende Rolle, ja spaltete die Ansicht der versammelten Fachgenossen.

Terbrüggen (1949, 1950) sagte dazu eindeutig: „Gegenüber einer Stoffwechselstörung läge die Abgrenzung darin, daß die Stoffwechselstörung als solche reversibel sein könne, während bei dem degenerativen Prozeß die Nichtumkehrbarkeit das Entscheidende ist". Er wollte daher die Veränderung durch Umweltereignisse auf den Ruhe- und Betriebsstoffwechsel von dem Degenerationsbegriff abgrenzen.

Mit „Dystrophie" die Stoffwechselstörung zu bezeichnen, lehnte Terbrüggen ab, weil damit ein Werturteil in den Namen eingehe. Es blieb der Degenerationsbegriff als Stoffwechselschaden der Einzelzelle übrig – freilich blieben Reste.

Denen, die in der Degeneration der Zelle Stoffwechselstörungen sahen, waren noch andere Gesichtspunkte wesentlich: die Organdegeneration. Die degenerativen Neuropathien als Krankheitsgruppe blieben über die Zeiten erhalten.

Es war Friedrich von Müller, der in seinem Meraner Referat (1905) den Knoten durchhieb: Er trennte die Entzündungen – bei der Niere – von den degenerativen Schäden, indem er „Nephritis" von „Nephrose" unterschied.

Damit war eigentlich der Begriff der parenchymatösen Entzündung erledigt, obwohl er noch durch das Schrifttum weiter wirkte. Aber in den folgenden Jahren folgten dem Gedanken von Friedrich von Müller viele. Was der Niere recht ist, war den anderen Organen billig: „Hepatose", „Myokardose", „Encephalose" – insgesamt also „-tis" nur Entzündungen, „-ose" Degeneration. Diese nomenklatorische Reinigung hielt eine ganze Reihe von Jahren, ja Jahrzehnten.

Und wenn auch „Mischformen" möglich waren – „Nephritis mit nephritischem Einschlag" – so war doch der Stoffwechselschaden der Zelle, also der Degenerationsbegriff, jetzt ausgehend von der Organkrankheit, gefestigt.

Ganz bald änderte sich das Bild vollends. Die Diskussion wurde in andere Bahnen gelenkt.

Wenige Jahre später erschien der Handbuchartikel von Hans Werner Altmann (1955), der die Diskussion um den Degenerationsbegriff – vom Worte gelöst als „Pathobiose" im Sinne von W. Heubner (1922) – auf einer ungleich höheren, weil mehr verstandenen Ebene fortsetzte wenngleich „durch eine überreiche Fülle aller Vorgänge" gehemmt.

Damit gab er die Zielansprache – wenige Jahre später konnte besonders eingebettes Gewebe ultradünn geschnitten werden und damit ein näherer Einblick in die Zellsubstanz gewonnen werden.

Auf dem Pathologenkongreß in Kiel 1949, auf dem die Zelldegeneration vielseitig und heftig diskutiert wurde, zeigte Wolpers, Lübeck, Abbildungen von elektronenmikroskopischen Darstellungen von Kollagenfasern. Damit war der Methodenschub angedeutet: Durch die Möglichkeit, für die Ultramikroskopie geeignete Schnittechniken zu entwickeln, damit Zell- und Gewebsbilder im Elektronenmikroskop studieren zu können. Der Zellstoffwechsel war in den Blickpunkt – im wörtlichen Sinne – getreten, von dem allgemeinen Begriff des Schädigungsstoffwechsels aus war nun eine gezielte Lokalisation und Präzision der Funktionsstörung möglich.

Terbrüggen (1949) entwarf auf dem Pathologenkongreß in Kiel noch ein Zellbild, das von nicht mischbaren Phasen, von Sol und Gel, von Koazervaten bestimmt war. Ganz bald waren alle diese Dinge überholt: Der Zellaufbau wurde durch die elektronenmikroskopische Schnittechnik und die ultramikroskopische Beschreibung erkannt und ganz anders gesehen. Hierzu ist interessant, daß der Anatom Bargmann (1949/50) zu dem Vortrag von Terbrüggen auf die Sonderstellung des Golgi-Apparates, der „morphologisch greifbar" sei, aufmerksam machte.

Vielleicht begegnen wir heute diesem Streit, dem „Kampf der Begriffe", dieser unterschiedlichen Vorstellung der Zellantwort mit einem milden Lächeln. Wer kennt heute noch die „wachsartige Degeneration", die Zenker für den Typhus abdominalis fast pathognomisch hielt?

Daß wir heute lächeln können, verdanken wir den wissenschaftlichen Diskussionen in der ersten Hälfte unseres Jahrhunderts.

Während – nach Marchand – die Entzündung im Interstitium an- und abläuft, geht die Degeneration in den Parenchymzellen als den Stellen des Zellstoffwechsels vor sich.

Beide Phänomene – Entzündung und Degeneration – stellen Ausgleichsreaktionen von Zelle und Gewebe dar (W. Doerr 1957). Man kann also sagen, die *Entzündung* ist die Antwort des Gefäßbindegewebes auf eine Schädigung mit den Mitteln des Exsudates und dem Charakter der Gefahr. Die *Degeneration* ist die Antwort der Einzelzelle auf eine Schädigung mit dem Charakter der Gefahr.

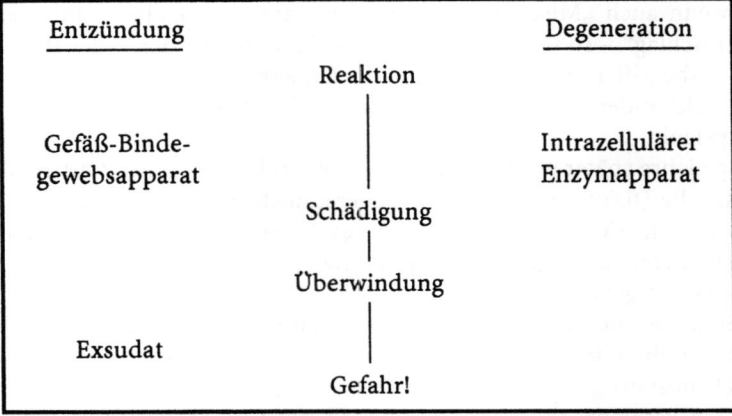

7.2 Geschwulstproblem

Das Geschwulstproblem bezeichnet ein biologisches Phänomen, das, als man naturwissenschaftlich beobachten lernte, ganz in den Vordergrund trat. Johannes Müller, beeindruckt von dem anatomischen Bild, hat als erster ein großes Werk über die Geschwülste vorgelegt.

Im Ausgang des 19. Jahrhunderts beherrschte das Geschwulstwerk von Rudolf Virchow alles Denken über die Tumoren. Rudolf Virchow hat sein großes Werk über Geschwülste nicht vollendet. Der angekündigte dritte Band ist nie erschienen. Man hat gemutmaßt, daß Virchow selbst an der Vielfalt dessen, was er sagen wollte, und an der Mannigfaltigkeit des Tumorproblems, wenn auch nicht gerade verzweifelte, aber doch eine nur mangelnde Kongruenz gesehen hatte. Einige haben Grund zur Annahme, daß Rudolf Virchow mittlerweile seine Auffassung von dem Geschwulstproblem geändert hatte, so daß er aus Scheu vor Anknüpfung an das alte Thema das Werk nicht vervollständigt hatte (siehe auch Dhom, 1994). Trotzdem war und ist z.T. das Buch über die Geschwülste von Virchow noch viel zitiert.

Am Anfang des Jahrhunderts stehen in der Tumorpathologie das große zweibändige Werk von Max Borst (1902) und das etwa gleichzeitig erschienene Buch von H. Ribbert (1904). Der Vergleich zeigt deutlich den Unterschied: Ribbert versucht noch – wie seine Vorgänger, vor allem Cohnheim – das Tumorgeschehen auf eine Ursache, vor allem die „Keimisolierung" zurückzuführen, während Borst von der Vielseitigkeit beeindruckt ist.

Das Werk des jungen Max Borst steht voll auf dem Boden der Zellularpathologie, „omnis cellula e cellula" ist die Basis. Die Tumoren wurden nach der Matrix, nach der Zellart der Entstehung geordnet. Borst hatte damit ein besseres Ordnungsprinzip als es Virchow noch haben konnte, der gleichsam noch verstrickt war in der Vielfalt und der Unterschiedlichkeit der einzelnen Gewebe.

Die Vermutung, daß das Karzinom von dem Epithel allein abstammen würde, war schon 50 Jahre zuvor von Remak (1854) geäußert, von Waldeyer (1867, 1872) gefestigt, aber erst von Borst (1902) „zum Dogma" erhoben worden.

Erst durch diese Arbeiten wurde z.B. der histogenetische Unterschied zwischen Karzinom und Sarkom herausgearbeitet. Dies sind Dinge, die wir als so banal empfinden, daß wir uns gar nicht vorstellen können, wie eine Zeit ohne solche Unterschiede auskommen konnte.

Erst in unserer Zeit ist die Verständigung durch die Nomenklatur auf eine *internationale* Basis gestellt worden. Man sollte aber nicht vergessen, daß die moderne Nomenklatur überhaupt erst möglich geworden ist durch die grundlegenden Arbeiten von Max Borst. Er hat die histogenetische Ableitung der Tumoren immer weiter betrieben und zu einer Vollkommenheit gebracht, so daß ein Verständnis für Tumorentstehung, experimentelle Tumorerzeugung, unterschiedliche Ansprechbarkeit für Chemotherapie und Radiologie etc. überhaupt erst möglich geworden ist. Das Geschwulstproblem war ein Dauerthema der Deutschen Gesellschaft für Pathologie.

Es kann in unserem Zusammenhang nicht auf die Vielfalt, die Vollständigkeit und auch die Vielköpfigkeit der Krebsforschung – die unendlich sind – eingegangen werden. Es ist reizvoll und anregend, die mannigfaltigen Gedanken, Wege und Irrwege zum Geschwulstproblem zu verfolgen. Kein Gedanke, und sei er noch so verzwickt oder absurd, ist nicht gedacht worden – die Fortschritte sind deutlich, wenn auch unendlich mühsam erarbeitet worden.

Selbstverständlich hatte gerade der morphologische Pathologe das Ziel, bereits *Vorstufen* des Krebses zu erkennen. Hier hat schon Gustav Hauser (1890) in seinem Geschwulstwerk von Magen- und Dickdarmkrebsen Vorstufen sowohl gesehen als auch beschrieben. Durch sie ist dieser Forscher auf das Krebsproblem überhaupt gestoßen, das ihn schon vor der Unterteilung in karzinomatöse einerseits und sarkomatöse Tumoren andererseits bis zu seiner Emeritierung (1926) beschäftigt hat. Er sprach von „epithelialer Entartung".

Aus diesen tastenden Studien leiten sich die späteren Bemühungen um die Früherkennung, die Vorstufen ab, um das Carcinoma in situ (Hamperl 1959), aber auch die um obligatorische und fakultative Präkanzerosen (Staemmler 1941) und schließlich um den Begriff der kanzerösen Kondition oder der echten Präkanzerosen.

Das Krebsproblem war – wie in jeder Periode so auch in der uns interessierenden – in Bewegung, in Beobachtung, in experimenteller Forschung, Theorie und Hypothese.

Tumorreferate der 20er und 30er Jahre setzten sich mit der parasitären Theorie – die abgelehnt wird – und der Reiztheorie, die in die Lehre von den Karzinogenen einmündet, auseinander. Auch werden Stoffwechselfragen, Atmungsgifte, anaerobe Zustände diskutiert. Die Mutationstheorie und die Lehre von der Synkarzinogenese – K. H. Bauer (1949) – werden eingebracht.

Damit zu Anfang des Jahrhunderts die Geschwulstlehre auf solide, von der Beobachtung ausgehende, auf die Histogenese gerichtete Ordnung gebracht werden konnte, war es nötig, die *experimentelle* Krebsforschung in größerem Maße durchzuführen. Das Rousssche Sarkom, der Kohlenwasserstoffkrebs von Yamagiva und Ichikawa (1915), das Scharlachrot äußerlich angewandt (Fischer-Wasels) – alles dies beginnt langsam in den ersten zwei Jahrzehnten, dann schließlich wie eine Lawine auf der ganzen Welt, sich als experimentelle Krebsforschung zu etablieren –, eine Richtung, die zunächst nur in einzelnen Laboratorien, dann später in großen, zentral ausgerichteten, vielfältigen Instituten betrieben wird. Schon zu Anfang des Jahrhunderts wurde die Gewebekultur eingesetzt. Der Däne Johann Fibiger (1867–1928) hat 1926 für seine experimentellen Arbeiten den Nobelpreis erhalten.

Hier stiegen die angelsächsischen Forscher ganz massiv ein. Sie überholten die europäische experimentelle Krebsforschung in raschem Tempo durch die Masse der Möglichkeiten, die Menge kreativer Köpfe, durch die ingeniöse Anwendung der experimentellen Krebsforschung.

Der Wandel in Häufigkeit, biologischer Kenntnis und Bedeutung wird deutlich am Bronchialkarzinom, das uns heute vor allem in seiner Häufigkeit so zu schaffen macht. Noch 1896 hat Paul Ernst diskutiert, ob bei dem Plattenepithelkarzinom des Bronchus eine Metaplasie zu Grunde läge. Er berichtete über einen Fall – mit dem Ergebnis, daß es sich doch wohl um eine embryonale Keimverschleppung handeln müsse.

Es ist unmöglich, bei all diesen Arbeiten die Einflüsse, die Ausweitung und die Weiterentwicklung der Zellularpathologie *nicht* zu erkennen. Im Gegenteil: Der Tumor, der als eine autonome Zellwucherung angesehen worden ist, ließ sich auf eine einzige Zellart zurückführen – man wird heute sagen: auf einen Klon.

Eine Mischung dieser Zellarten, wie z.B. bei dem lymphoepithelialen Tumor (Schmincke 1921), war diesem Gedanken so fremd, daß sie als „Sünde wider den Geist" angesehen worden ist.

Auch die heutige Tumorlehre kann ohne die Basis der Zellularpathologie weder in der Grundlagenforschung noch in der Diagnostik existieren, auch wenn subzelluläre Mechanismen – Onkogene, Rezeptoren für die Metastasen, Wachstumsfaktoren, Nekrosefaktoren und vieles andere mehr – unser Verständnis für die Tumorentstehung und -ausbreitung wesentlich verbessert, „verinnerlicht" haben.

Das Phänomen der Tumorentstehung, der Tumorentwicklung, der Tumorkrankheit ist ein Problem der Zellularpathologie. Das Problem der Tumorerkrankung ist ein solches der Pathologie, vielleicht das zentrale Problem der Pathologie schlechthin.

Von der heutigen Warte der international festgelegten und verabredeten ständig überprüften Nomenklatur, von den AFIP-Atlanten, den WHO-Bemühungen, den internationalen Umfragen und Konsenskonferenzen aus – von unserer bis zum Fetischismus getriebenen Nomenklatur-Verehrung, von heutiger Sicht aus läßt sich kaum mehr verstehen, auf welcher Basis dies alles ruht.

Früher war die Nomenklatur intelligent, geradezu schöpferisch und originell, dem Fachmann verständlich oder diskutabel, sehr persönlich und keineswegs allgemein. Man rang um die histogenetische Bestimmung des Tumors und wollte die eigene Ansicht mehr oder weniger differenziert ausdrücken, z.T. in sehr verschiedenen Wortschöpfungen. In der Nomenklatur drückte sich die Denkart ganzer Schulen aus, die persönliche Auffassung des Untersuchers – die er gerne verteidigen wollte.

Es liegt auf der Hand, daß dadurch zwar geistvolle Diskussionen entstanden waren, daß aber eine *allgemeine Vergleichbarkeit* – etwa sogar auf internationalem Parkett – unmöglich gewesen war. Daß zwei ganz unterschiedliche Bezeichnungen die Auffassung von einem Tumor kennzeichnen, war für den Kliniker gänzlich unfaßbar.

„Als die Pathologie international wurde" – d.h. also nach dem 2. Weltkrieg – war der Ruf nach einer international vergleichbaren, für die Klinik graduierten Nomenklatur so laut geworden, daß sich die WHO – und dieses Mal mit mehr Erfolg als mit der Krankheitsdefinition – damit beschäftigte.

7.3 Kreislauf
Dieses Kapitel ist als besondere Hommage
für den Herzforscher W. Doerr gedacht.

Der Grund, warum wir aus der Fülle allgemeiner und spezieller Probleme die Herz- und Kreislaufpathologie ausgewählt haben, ist leicht zu begreifen. Hier wurde am Anfang des Jahrhunderts ein großer Schritt in die moderne Kardiologie von pathologisch-anatomischer Seite getan, zugleich erfolgte auch in der klinisch-diagnostischen Medizin eine *Parallelentwicklung* mit der Entdeckung des Reizleitungssystems und dem EKG. Inmitten der Berichtszeit sind dann die pathologisch-anatomischen Grundlagen zur Koronarinsuffizienz und dem Herzinfarkt gelegt worden. Am Ende der Zeit, die wir betrachten, haben die angeborenen Herzfehler, durch die Möglichkeit der operativen Korrektur, Aktualität gewonnen. – Die Entwicklung der klinischen Kardiologie geht rasant weiter: die invasive Diagnostik, die Biopsiemöglichkeit des Herzmuskels und die elektrische Erfassung (EKG), Echokardiogramm u.v.a.m. Hinsichtlich der Kardiologie läßt sich die gegenseitige Befruchtung der Erkenntnis, in Idee und Befund, zwischen Klinik und Pathologie, besonders deutlich machen.

Das neue Jahrhundert brachte einen großen kardiopathologischen Wurf: die Entdeckung des Reizleitungssystems, der spezifischen Muskulatur des Herzens.

Selbstverständlich gab es schon Voruntersuchungen und -entdeckungen. Das Hissche Bündel, die Purkinjefasern, der Keith-Flacksche Knoten waren im einzelnen gesehen. Mit den Untersuchungen von Aschoff und Tawara vereinheitlichte sich das Bild und machte es für die Physiologie und die aufkommende EKG-Technik brauchbar (Th. Schiebler 1961, 1962, Th. Schiebler und W. Doerr 1963). Das neuentdeckte Reizleitungssystem (RLS) war 1910 Gegenstand der Verhandlungen unserer Gesellschaft, das einzige Mal, daß in der Berichtszeit Herz und Kreislauf ein Hauptthema gewesen war. Aschoff erstattete das anatomische, Hering (Prag) das physiologische Hauptreferat, Mönckeberg, der schon 1908 eine ausführliche Monographie geliefert hatte, berichtete über diese gründlichen Untersuchungen (über die er nachher – 1921 – in den „Ergebnissen" von Lubarsch-Ostertag noch einmal im Rahmen der gesamten Herzentwicklung handelte). Thorel (Nürnberg) gab ein Bild des supraventrikulären Abschnittes. Mackenzie (Glasgow) stellte das System der Koordination besonders heraus. Aus dieser Zusammenstellung der anatomischen Befunde zeigt sich schon das Ziel: Das gerade aufkommende EKG (1903) bekam (wenn man so sagen darf) eine anatomische Grundlage. Beide Forschungsrichtungen ergänzten sich in idealer Weise.

Am Anfang des 20. Jahrhunderts war der rheumatische Herzklappenschaden, erst die Endokarditis, dann die Vernarbung mit dem Klappenfehler, ganz in den Vordergrund der Kardiologie schlechthin, aber auch der kardiologischen Todesfälle getreten.

Die Klappenfehler, in welchem Stadium auch immer, konnte man durch die Auskultation erfassen und die alten Kliniker sind stolz auf die feine Abstimmung, die bei der Auskultation erfaßt worden ist. Der Vergleich mit dem Sektionsbefund war später ganz entscheidend für die Überprüfung der eigenen Hörbefunde und oft Grund der Berechtigung eines diagnostischen Stolzes. Heute arbeiten die Lehrbücher mit mitgelieferten Tonbändern.

Um die gleiche Zeit haben die Pathologen sich um die Endokarditis rheumatica bemüht (Böhmig 1954, Böhmig und Klein 1953), die Klappenfehler und ihre Komplikationen dargestellt und kleinere anatomische Hinweise erarbeitet. Ich erinnere an das Zahnsche Insuffizienzzeichen (1895), das Böhmigsche Insuffizienzzeichen in dem linken Atrium bei Rückstoß des Blutstromes z.B. bei Mitralstenose.

Man kann sich nicht vorstellen, daß am Anfang des Jahrhunderts der Herzmuskelinfarkt („Herzschlag") eine weitgehend ungewöhnliche Erkrankung gewesen ist. So hat die erste Hälfte des Jahrhunderts die wissenschaftliche Erkenntnis über die Koronarinsuffizienz bis zum Herzinfarkt gebracht. Während in den 20er Jahren das Krankheitsbild des Herzinfarktes noch eine gewisse Seltenheit hatte, haben insbesondere die Arbeiten von Büchner die Koronarinsuffizienz auf solide pathologisch-anatomische Grundlagen gestellt (Büchner, 1939). Der Klappenfehler trat in den Hintergrund, und die Koronarinsuffizienz wurde auch in der klinischen Kardiologie besonders ausgiebig beforscht. Die Krankheit gewann durch ihre zahlenmäßige Zunahme eine Aktualität.

Für Franz Büchner war die Beobachtung der Koronarinsuffizienz Anlaß, das Mißverhältnis von Sauerstoffangebot und Sauerstoffverbrauch als *pathogenetisches Prinzip* herauszuarbeiten und die Sauerstoffnot und ihre Folgen auch in den anderen Organen zu verfolgen.

Es ist wissenschaftlich-geschichtlich interessant, die Weiterungen zu verfolgen: Franz Büchner deduzierte aus dem Bilde der Koronarinsuffizienz das pathogenetische Prinzip des Sauerstoffmangels. Dazu kam die Beobachtung bei abgestürzten Fliegern im Kriege. Diese führte zu umfangreichen Forschungen auch am Institut für Luftfahrtmedizin über den Sauerstoffbedarf und die Folgen des

Sauerstoffmangels (Büchner 1975). Diese Untersuchungen sind die Grundlage für die moderne Intensivmedizin und das Notarztwesen geworden.

Für W. Doerr führte die Beschäftigung mit dem Herzmuskel zu der Erklärung des stoffwechselbedingten Herzmuskelschadens in der bestimmt charakterisierten Form, dann auch zu den weniger eindeutig bestimmbaren Schadensfolgen. Die extremen Beispiele der Stoffwechselschäden des Herzmuskels, die bestimmt charakterisierbar waren – Hämochromatose 1951, Myxödem 1947 etc. – führten über zu den schlecht definierbaren Stoffwechselschäden, die zunächst als Myokardose aufgefaßt worden waren. Später ist der Begriff der Kardiomyopathie auch anatomisch, insbesondere in bezug auf die subzellularen Veränderungen, unterbaut worden.

Zugleich war in der Klinik das EKG zu einer gängigen Methode geworden. Das EKG zeigte mit einem Mal, wieviel häufiger ein Herzinfarkt – auch stumm – vorhanden gewesen war, wieviel häufiger ein Infarkt zum Tode geführt hatte, der vorher nur in der Diagnose „Herzschlag" in allen möglichen Formen erschienen war. Voraussetzung für die Kenntnis des Herzinfarktes und die Deutung des EKG waren die Kenntnisse des Reizleitungssystems, das insbesondere Aschoff und sein Schüler Tawara (1906, 1910), Mönckeberg und viele andere herausgearbeitet haben (Mönckeberg 1908, 1910). Eine moderne Darstellung der normalen und pathologischen Situation des Reizleitungssystems gab W. Doerr in einem Übersichtsreferat vor der Deutschen Gesellschaft für Innere Medizin (1959, 1969) und zusammen mit Schiebler in dem Werk „Das Herz des Menschen", herausgegeben von W. Bargmann und W. Doerr (1963).

Nach dem 2. Weltkrieg war in Deutschland eine Welle von Myokarditis zu beobachten, die schwer zu diagnostizieren gewesen war. Sie war auch ein gutachtliches Problem, weil die Frage der Kriegsdienstfolge geklärt werden mußte (Spang und Gabele 1950).

Die Myokarditis mußte in ihren auch anatomisch verschiedenen Formen in ein gewisses System gebracht werden und konnte durch die Art des Narbenbildes (z.B. der Diphtherie), auch durch die Lokalisation der entzündlichen Infiltrate (W. Doerr 1967) charakterisiert werden.

Die klinischen Untersuchungsmethoden haben hier nach dem Prinzip gelebt, daß man nur erkennt, was man auch messen kann. Die Auskultation ist mit der Zeit in den Hintergrund getreten, das EKG aber in allen seinen Variationen und vielfältigen Ableitungen, die Katheterfüllung des Herzens und die dadurch gewonnene unmittelbare Darstellung der Herzleistung, sowie die verschiedenen Meßmethoden des Minutenvolumens halfen klinisch, die verschiedenen Herzinsuffizienzen zu katalogisieren und gaben die Fragen, was dem Ganzen zugrunde läge, an den Pathologen zurück.

Die klinischen Methoden haben es vermocht, bessere Einsichten, insbesondere auf Dauer, über die Rhythmik des Herzens zu gewinnen. So wuchs die Erkenntnis, daß mehr und mehr Menschen an plötzlich auftretenden Arrhythmien starben, die pathologisch-anatomisch nur wenig eindeutige Befunde ergaben. So konnte man – in der Wechselwirkung zwischen Klinik und pathologischer Anatomie – bei plötzlichen Todesfällen, bei denen man anatomisch nichts Entscheidendes fand, auf eine Arrhythmie schließen. Andererseits lernte man auch, Folgekrankheiten, z. B. die Embolien, aus den Herzohren oder aus den parietalen Thromben des Infarktes auf derartige arrhythmische Episoden zurückzuführen. Therapeutisch gab es bestimmte Medikamente, schließlich beendete der eingepflanzte Schrittmacher diese therapeutische Diskussion.

Nur nebenbei: In dem Zeitalter, in dem es gelang, den frühkindlichen endokarditischen Schub in geeigneter Weise so zu behandeln, daß keine Klappenfehler entstünden (Wedekind 1952), hatte man die Möglichkeit, diese Klappen durch Kunstklappen sowohl von Fremdmaterial als auch von biologischem Material zu ersetzen.

Ein entscheidender Schritt der pathologisch-anatomischen Forschung der Kardiologie erfolgte auf dem Gebiet der angeborenen Herzfehler. Die Lehre von den angeborenen Herzfehlern ist in der Berichtszeit völlig verändert worden. Zunächst war das *Phänomen* Ziel der anatomischen Untersuchung. Durch mit unendlicher Mühe dargestellte Beziehungen der bekannten Herzfehlertypen zu dem embryonalen Werdegang mit Fehlstellen, der Herzfehler als Entgleisung der Entwicklung, an welcher Stelle zu welchem Zeitpunkt und unter welchem Einfluß – dies waren die Fragen, die sich aus der reinen Beobachtung ergaben (W. Doerr, Klaus Goerttler und viele andere mehr). Diese Forschung gewann durch die Entwicklung der Kardiochirurgie eine besondere Aktualität und Bedeutung. Auch experimentell wurde dieses Prinzip verfolgt (Klaus Goerttler 1954, 1955, 1958).

Diese Art der pathologisch-anatomischen Diskussion stand am Anfang der aufkommenden Chirurgie der angeborenen Herzfehler, die von der pathologischen Anatomie erneut – eingestandenermaßen oder auch unmerklich – profitierte (W. Doerr 1950, 1952, 1954, 1964).

Auch andere kardiale Probleme wurden unter der Sicht der Entwicklungsgeschichte in einem anderen Licht gesehen. Durch die entwicklungsbedingte unterschiedliche kapillare Versorgung der beiden Herzkammerwände ist deren Anfälligkeit für den Erwerb bestimmter Schäden verständlich geworden: Durch das günstigere Faser-Kapillarverhältnis der rechten Kammerwand ist diese weniger infarktgefährdet, wohl aber für endogene und exogene Gifte eher erreichbar (z.B. bei lobärer Pneumonie etc.). Durch das ungünstigere Verhältnis der Kapillaren zu den Einzelfasern auf der linken Seite des Kammermyokard ist der linke Ventrikel der infarktgefährdete Herzteil, der Intoxikation gegenüber reagiert er erst später (W. Doerr 1950, 1971).

Eine zeitgemäße kardiale Pathologie ergaben die Untersuchungen von E. Kirch (Würzburg, Erlangen 1921, 1929, 1934, 1936, 1938) zum Problem des Sportherzens. „Zeitgemäß" deswegen, weil der Breitensport einerseits (erklärtermaßen als Ersatz für die weggefallene Wehrpflicht) und der Kampfsport andererseits mit der nach dem ersten Weltkrieg wieder möglich gewordenen Teilnahme an der Olympiade das Kapitel der sportlichen Beeinflussung des Herzens – naturgemäß auch der anderen Organe – als wissenschaftliches Problem zunächst für die Klinik, dann auch für die pathologische Anatomie provozierten. Kirch (1921, 1929/1930) hat durch eine besondere Technik der linearen Herzinnenmessung die tonogene Herzdilatation nach einmaliger Leistungssteigerung bewiesen. Diese Messungen hat er übertragen auf die häufig wiederholte körperliche Leistungssteigerung – also auf das Training – und so den Begriff des „Sportherzens" nach vielfältigen, nicht ganz gleichsinnigen klinischen Untersuchungen anatomisch unterbaut.

Die dauerhaft erhöhte Spannung des Herzens führt zur Hypertrophie der Herzkammern. Nach Kirch (1930) ist das Sportherz charakterisiert durch die Entwicklung einer Hypertrophie des Herzmuskels aus einer tonogenen Dilatation nach wiederholt längerdauernder Trainingsleistung. Es handelt sich um ein „erstarktes" gesundes Herz. Die Hypertrophie ist rückbildungsfähig bei fehlendem Training in etwa 4–6 Wochen. Diese Werte sind viel später – 1985 – von Hort und Mitarbeitern bestätigt worden.

Die Allgemeine Arteriosklerose war stets im Mittelpunkt des Interesses, weil sie dem Pathologen täglich in irgendeiner Form begegnete, weil sie durch die Vielfalt der Erscheinungsformen schlecht forscherisch anzugehen war.

Die Arterioskleroseforschung bildet ein Beispiel für die Komplementarität der naturwissenschaftlichen Zweige. Der morphologische Befund mit der Anhäufung von Lipiden in den atheromatösen Beeten drängte nach einer biochemischen Klärung. Aschoff hat sich schon frühzeitig mit dem Stoffwechsel des Cholesterins beschäftigt – eine Interessenrichtung, die dann bei der Bearbeitung der Gallensteine und Gallenblasenleiden eine Fortsetzung fand. Er beschäftigte einen kongenialen Chemiker an seinem Institut, Rudolf Schönheimer. Diese fruchtbare Zusammenarbeit mußte 1933 mit der Vertreibung der Juden zum mindesten im Freiburger Institut beendet werden.

Vielleicht war es eine Anregung der Studien von Ludwig Aschoff, die die Klinik veranlaßte, sich mehr mit dem Chemismus des Cholesterins zu befassen, einer Forschungsrichtung, die zu weitreichenden Kenntnissen der Arteriosklerose und auch zu tiefgreifenden therapeutischen Empfehlungen führte.

Um es kurz zu sagen: Die Pathologen haben auf den Wandfaktor hingewiesen, sie betonten, die Arteriosklerose sei eine Arterienwandkrankheit.

Die „Perfusionstheorie" von W. Doerr (1963) machte auf die Potenz der Selbstreinigung aufmerksam, auf die stoffwechselaktiven Langhanszellen in der Intima, die in ihrer Aktivität überfordert oder insuffizient wären und damit dem Prozess der Selbstreinigung nicht nachkommen könnten. In vielen Studien ist die besondere Bevorzugung bestimmter Praedilektionsstellen auf solche mangelnde Selbstreinigung zurückgeführt gewesen.

Demgegenüber hat die Klinik auf die Schäden von „innen" von der Blutseite – Cholesterin, LDH, HDH, Lipoproteine etc. – her aufmerksam gemacht. Es ist selbstverständlich, daß beide – „innen" (Blut) – „außen" (Wand) – bei dem Komplex Arteriosklerose ihre Rollen zusammen spielen.

Die Arteriosklerose hat an Aktualität in keiner Weise verloren (W. Doerr 1978). Das Bild ist komplexer geworden durch die Kenntnis des Chemismus, des enzymatischen Apparates der Intima, durch die unterschiedliche Wandbeschaffenheit: komplexer – uneinheitlicher – interessanter – vielfältiger!

In dieser Zeit wurde der Wandel an dem Begriff des obligaten Herzversagens erkennbar: War am Anfang des Jahrhunderts – und durch die Ernährungsverhältnisse nach den Kriegen vielleicht erneut – der Herzinfarkt noch eine seltene Erkrankung, so ist er heute alltäglich geworden.

Es kam dann die Welle des stoffwechselbedingten Myokardschadens (Myokardose bis Kardiomyopathie). Hinzu trat zur Koronarinsuffizienz und zur Kardiomyopathie die erstaunlich große Flutwelle der Bluthochdruckkranken mit dem Problem der relativen Koronarinsuffizienz: Jedes vergrößerte Herz ist als ein Herz mit latenter Koronarinsuffizienz anzusehen.

Heute nimmt die elektrische Dissoziation des Herzens erheblich zu, wobei die Versorgung mit Schrittmachern ein Indiz der Häufigkeit darstellt.

Die Kreislaufperipherie ist wenig von der Deutschen Gesellschaft für Pathologie behandelt worden. Die Diskussion um die *Rickersche Relationspathologie*, die mit dem Stufengesetz der peripheren Strömung einen Faktor der Kreislaufregulation darstellt, war nie ein Verhandlungsthema der Deutschen Gesellschaft für Pathologie. Gustav Ricker hat in immens ausgedehnten Experimenten gezeigt, wie die periphere Durchblutung nerval gesteuert wird. Er hat dazu das Stufengesetz formuliert, er hat sozusagen die gesamte Pathologie diesem Gesetz unterordnen wollen (Gustav Ricker, Pathologie als Naturwissenschaft. Relationspathologie, Springer-Verlag 1921).

Die experimentellen Untersuchungen von Tannenberg (1925 a, b) und Fischer-Wasels (1938) haben gezeigt, daß sicher kein „Gesetz", möglicherweise eine Regel hinter diesem Phänomen steht. Martin Nordmann (1933), ein Schüler von Ricker, hat die Vorstellungen seines Lehrers gewissermaßen in die Praxis umgesetzt. Die wissenschaftliche Diskussion von Ricker mit Fischer-Wasels (Tannenberg, 1925a, b) ist durch die grundlegenden Arbeiten von Illig (1961) beendet worden. H. Siegmund (1941) hat das Problem in einer gehobeneren Form diskutiert und relativiert.

Die Rickersche Lehre ist nach dem 2. Weltkrieg auf verhängnisvolle Weise von dem Meister (1947) selbst und von seinen Schülern (Kalbfleisch 1947, 1954) mit der Lehre von Speranskij verbunden, gelegentlich geradezu gleichgesetzt worden. Das gemeinsame war die anerkannte Vorherrschaft der vegetativ-nervösen Steuerung, die nicht bestritten, aber durch Übertreibung und durch den Ausschließlichkeitsanspruch in eine nicht mehr diskussionswürdige Ecke gestellt wurde. Der Rickerschen Lehre hat diese Verbindung nicht gut getan. Sie geriet in den Strudel, der Speranskij vertrieb.

Das Phänomen des *Schocks*, das erkenntnismäßig und therapeutisch in der Intensivmedizin eine besondere Bedeutung gewonnen hat, ist behandelt worden (allerdings auch erst in der Zeit nach dem 2. Weltkrieg).

Der Begriff des Schocks wurde zunächst von Klinikern und Pathologen – als Kollaps, als Zentralisation des Kreislaufes, als Zusammenbruch des Kreislaufs und der vegetativen peripheren Steuerung – erarbeitet. Dann konnte man durch die bessere Definition des Schocks und seine anatomische Kenntnis klarer bestimmen, was Schock und was Nicht-Schock ist.

Kurz: Wenn die Entzündung im Jahre 1923 durch den Göttinger Kongreß eine Konsolidierung und eine einheitliche verständliche Allgemeingültigkeit erfahren hat, so ist der Schock durch die Kenntnis des anatomischen Phänomens des DIG-Syndroms als eine Arbeitshypothese faßbar geworden (und auf dem Wiener Kongreß 1978 „festgeschrieben" worden):

Die Fibrinthromben des Schocks wurzeln auf der Thromboselehre. Rein phänomenologisch sind sie naturgemäß auch früher schon gesehen worden (Konrad Zenker 1895), wenn auch nicht funktionell gedeutet und so weittragend diagnostisch verwertet worden.

In Deutschland haben Sandritter und seine Schule sowie Remmele und Harms 1968, auch Bleyl und Büsing 1969 auf Phänome und morphologische Veränderungen sowie pathophysiologische Probleme, vor allem im Hinblick zur Diagnostik des Schocks, hingewiesen.

7.4 Der Konstitutionsbegriff

Der Konstitutionsforschung liegt die medizinisch-wissenschaftliche Auswertung der jahrtausendalten Sehnsucht zugrunde, aus der äußeren Gestalt eines Menschen auf seinen Charakter und auf seine Erkrankungsfähigkeit schließen zu können. Diese Art der Konstitutionslehre erhielt in der ersten Hälfte des 19. Jahrhunderts einen Höhepunkt: Lavater, Gall und andere - um nur einige der bekanntesten Namen zu nennen - zeigten, wie stark das Bedürfnis bestand, die Menschen morphologisch nach bestimmten Gattungen einzuteilen.

Die Lehre von der Konstitution hatte es im naturwissenschaftlichen Denken schwer, sich in unserem Sinne durchzusetzen. Sie war belastet durch die naturphilosophische Bestimmung der „constitutio loci" und „constitutio epidemiae" von Krankheiten, bei denen die „personale constitutio" nicht unbedingt in Erwägung gezogen wurde.

Seitdem die Medizin, damit die Anthropologie, naturwissenschaftlich geworden war, waren die Versuche, „Typen" zu bilden, ebenfalls naturwissenschaftlich geworden. Die Konstitutionslehre sollte Ergänzung der normierenden Durchschnittsmedizin sein (Curtius 1959). Die Konstitution als somatisches Fatum (Tandler 1913) bezeichnete das Ziel, Krankheitsdispositionen zu bestimmen. Konstitutionstypen - wie die von Kretschmer - hatten in der Psychiatrie besondere Akzeptanz. Die gleichzeitig aufkommende medizinische Psychologie war um immer neue Typenaussagen bemüht, die sich vorwiegend auf das psychologische Verhalten bezogen.

Die Typisierung von *Forschern* ist von Ostwald psychologisch in Beziehung auf die Form und die Art ihrer Forschung bestimmt worden (Simmer 1978 a).

Aber: Die Anatomie ist unser Schicksal, die Biologie als Vorbild für unser soziales Gefüge wollte noch mehr „Ordnung" in die Gattung „homo sapiens" hineinbringen. Nach Rössle (1923) ist „Konstitution die Summe aller internen Kräfte, die ihn auf eine besondere Art krank und, wenn's glückte, wieder gesund werden ließ, und diese Veranlagung verdankt er jeweils erblicher Veranlagung und seinem bisherigen Kampf ums Dasein".

1914 publizierte Friedrich Martius, Rostock, seine Konstitutionslehre – „die Geburtsstunde der modernen Konstitutionspathologie" (P. Diepgen 1926). Die somatische Konstitutionsbestimmung ging im wesentlichen von Martius aus und wurde von F. Kraus (1919) in Berlin und in gewißer Weise auch von Curtius (1959) in Lübeck weitergeführt. Sie fand zögerlich Eingang in die Lehrbücher der Pathologie, besonders in das Aschoffsche Lehrbuch und in das Buch der Allgemeinen Pathologie von Tendeloo (1921).

Die Pathologen hatten eine unterschiedliche Meinung von der Konstitutionslehre. P. Ernst (1921) gibt der Konstitutionslehre keine Chance, da sie der Humoralpathologie entspringt und auf Krasenlehre, Diathesen und Dispositionen hinzielt. Dennoch benutzte auch Ernst zum mindesten die „geistige Disposition", mit der er das Talent bezeichnete.

Zu dem komplementären Paar „Konstitutionspathologie" und „Individualpathologie" haben Froboese (1938) und Curtius (1959) die Stichworte geliefert. Später hat P. Christian (1969) den Übergang in die anthropologische Medizin aufgezeigt.

Die Konstitutionsforschung entwickelte zwei Gesichter: Ein typologisches und ein individualbiologisches (Curtius 1959). Beide haben eine eigene Entwicklung hinter sich, häufig divergent in der Zielsetzung, weil der Typ immer weniger Aussage erlaubt als das Individuum.

Um den Konstitutionsbegriff wurde in der Berichtszeit gerungen mit dem Ziel, ihn in die klinische Medizin, d.h. vor allem in die Diagnostik, einzubauen. Sehr bald erhielt die psychopathologische Richtung die Oberhand bei der Bearbeitung sowohl der Typen als auch ihrer pathogenetischen Hinweise: „Die Anatomie als Ordnungswissenschaft versteht sich von selbst".

Sicher ihre stärkste Publizität erhielt sie durch E. Kretschmer (Körperbau und Charakter 1923), der die Konstitutionslehre der Psychiatrie nutzbar machte. Er wollte die Verbindung zwischen dem somatischen Konstitutionstyp und der Denk- und Gemütsart schaffen, die in der krankhaften Übertreibung, in psychiatrischen Leiden ihre medizinische Anwendung fand. In der Bemühung um den Konstitutionsbegriff in der alten, wie auch in der neuen Form ist das Bestreben erkennbar, durch Gruppenbildung bestimmter Krankheitstypen, eine Gemeinsamkeit des Körpers und der seelischen Reaktionsweise zu erfassen.

Unabhängig von der Beziehung zur Psychiatrie wurde die Konstitutionslehre auch sonst – vielfach falsch – angewandt, z.B. in der Tuberkuloselehre. Der Konstitutionsbegriff des beginnenden 19. Jahrhunderts ist überwunden worden, aber noch lange galten „konstitutionelle Krankheiten" – z.T. gleichbedeutend mit „angeboren" – als eine eigene Form menschlichen Krankseins.

Angeborene Erkrankungen und intrauterin erworbene Leiden wurden als konstitutionell untergebracht. Fast spöttisch bemerkt dazu Ernst (1921): „Als Konstitutionskrankheiten wurden solche betrachtet, die nicht lokalisiert werden konnten."

Man sprach von der angeborenen Syphilis als einem konstitutionellen Leiden, von durch die Konstitution bestimmten Tuberkuloseformen.

„Konstitution" zu definieren war ebenso schwierig wie „Disposition" und „Diathese". Erst die sachliche Trennung von Konstitution – als dem somatischen Fatum – von der Kondition – als der anerziehbaren Reaktionsweise – durch Tandler (1913) hat das Feld ein wenig, wenn auch nicht dauerhaft bereinigt.

Heute kann man Konstitution erfassen – wenn man den Begriff noch verwenden und mit Inhalt füllen will – mit folgender gedanklicher Feststellung: Man kennt Rassendisposition für bestimmte Krankheiten, Geschlechtsdispositionen, Lebensaltersdispositionen (davon leiten die Pädiatrie und die Geriatrie ihre Berechtigung ab). In Fortsetzung dieses Gedankens ist *Konstitution eine persönliche Disposition.*

Konstitution gehört heute als Begriff der Individualpathologie an. Pathologisch-anatomisch ist die Konstitutionslehre immer mehr oder weniger stark in den Unterricht der allgemeinen Pathologie eingeflossen. Die Bemühungen um die Konstitution waren nicht auf allgemeinpathologische Vorstellungen beschränkt, sondern wurde in der Zeit der „Systembildung" auch hierzu herangezogen. Wieder war es Aschoff, der ja in vielem „das System" sah und dieses in Beziehung zu den vererbten Krankheiten zu setzen versuchte (Aschoff 1927). Sein Schüler, der spätere Chirurg K. H. Bauer, hatte die Obduktion eines Kindes mit Osteogenesis imperfecta vorgenommen. Natürlich stand er unter dem Einfluß seines Lehrers, der über „Systemmissbildungen des Mesenchyms" (1927) gearbeitet hatte. Bauer fand außer den charakteristischen Veränderungen der Knochen und Gelenke blaue Skleren bei dem Kind und wertete dies als weiteren Mesenchymschaden. So gelang die Einbindung dieser Krankheit in das übergeordnete „konstitutionelle Prinzip". K. H. Bauer hat diese, als systemische Fehlbildung des mittleren Keimblattes, durchaus als Beitrag zur Konstitutionsforschung gesehen (und in dem von Th. Brugsch und F. H. Levy herausgegebenen Handbuch der allgemeinen und speziellen Konstitutionslehre, 1930 publiziert).

Entscheidende systematische Arbeiten der pathologischen Anatomie zu speziell pathologischen Fragen gibt es nur wenige.

Der erste, der einen derartigen Versuch machte, war F. W. Beneke 1878. Er stellte „Normalgewichte" von Organen zusammen, um sie als Konstitutionspartner auszuwerten. Eine eigentliche Krankheitslehre gab er nicht. Später hat Hart (1922) eine umfassende Studie zum Konstitutionsbegriff gegeben.

Einmal ist es schwierig, an der Leiche konstante Messungen vorzunehmen, zum anderen ist die Einwirkung der Krankheit auf die Körperform – Kachexie – ein Hindernis. Selberg (1951) hat diese Schwierigkeiten auf sich genommen und grundlegende Beobachtungen zur Anatomie und Pathologie der menschlichen Konstitution vorgelegt. Er maß den Habitus, also den körperlichen Phänotyp, und bestimmte 5 verschiedene Indices. Diesen Phänotypus ergänzte Selberg durch die „inneren Organisationsverhältnisse" und stellte sie in Zusammenhang mit einzelnen Organbesonderheiten und der Disposition der Erkrankungen der

Organe. So konnte er die Beziehung der Herzgewichte zur Aortenweite mit den Kretschmer-Typen in Zusammenhang bringen.

Selberg zeigte ganz klar, daß die Konstitution für die Ätiologie bestimmter Krankheiten keine Rolle spielte, wohl aber für den Krankheitsverlauf und die Pathogenese.

7.5 Krankheitsbegriff

Jede Zeit hat ihr eigenes Krankheitsverständnis. Es ist verständlich, daß die naturwissenschaftliche Wendung in der Mitte des 19. Jahrhunderts eine völlig gewandelte Krankheitsauffassung zur Folge hatte. Sie ist ein Teil des Paradigmawechsels.

Virchow machte die Krankheit zu einem Bestandteil der Physiologie, zu der Physiologie mit Hindernissen. Das war viel für diese Zeit, die zuvor in der Krankheit etwas Mystisches, irgendetwas Fremdes, in den Organismus Eingedrungenes sah. Einige Jahre später kam die Bakteriologie auf, und die Ätiologie vieler Krankheiten mit vielfältigen mikrobiellen Ursachen war geklärt, eben durch etwas von außen Eingedrungenes.

Virchow hat sich nicht eigentlich gegen die Bakteriologie gestellt, er hat nur darauf hingewiesen – was zur damaligen Zeit zu betonen nötig war und zur heutigen Zeit eine Selbstverständlichkeit ist –, daß entsprechend seiner These die *Antwort* des Organismus, im engeren Sinne: der Zelle, als eigentliche Krankheit bei bakteriellen Ursachen angesehen werden müßte.

Der Tuberkelbazillus allein ist keine Krankheit, wohl aber die Auseinandersetzung des Tuberkelbazillus mit der Einzelzelle, mit dem Gewebe und dem Organismus. Diese Auseinandersetzung macht Symptome und endet mit der Heilung oder der Bewältigung, Vernichtung oder wenigstens Isolierung der Krankheiten, vielleicht Vernarbung. Dadurch wird der „Charakter der Gefahr" deutlich, auf den Virchow einen großen Wert legte.

Der Krankheitsbegriff hat sich durch die Zellularpathologie einerseits und die bakteriologische Forschung andererseits gewandelt, aber auch stabilisiert. Das naturwissenschaftliche Krankheitsverständnis – der Störung der Organorganisation – war verständlich durch Kenntnis der krankmachenden ätiologischen Faktoren und der organismischen Antwort, der Pathogenese.

Der Krankheitsbegriff ist der Spiegel der Sensibilität einer Zeit, der Spiegel des Denkens. Die Pathologie war am Anfang unseres Jahrhunderts nicht weit entfernt davon, von anatomischen Veränderungen als einer Krankheit zu sprechen. Die Dynamik des regulierenden Systems – Kreislauf, Stoffwechsel, Nerven, Hormonsystem –, die Verquickung mit dem seelischen Zustand beim Ulkus und dem Herzinfarkt haben der Pathologie eine Breite gegeben, ohne daß die solide Stütze der pathologischen Anatomie verleugnet worden wäre. Das Krankheitsverständnis war durch diese Entwicklung einigermaßen naturwissenschaftlich erklärt und psychosomatisch komplementär moduliert worden.

Aber: Welch einen Krankheitsbegriff haben wir heute? Wir werden bestimmt durch den WHO-Begriff der Krankheit bzw. der Gesundheit.

„Krankheit – das ist fehlende Gesundheit."

„Gesundheit ist der Zustand völligen körperlichen, seelischen und sozialen Wohlbefindens und nicht allein Freiheit von Krankheit und Gebrechen". Diese Definition hat mehr politischen, sozialen, vielleicht sogar juristischen als einen geisteswissenschaftlichen Wert.

Den Krankheitsbegriff in einen Gesundheitsbegriff zu wandeln, ist ein Trick, keinesfalls ein Paradigmawechsel. Und dennoch haben die Folgen dieses WHO-Gesundheitsbegriffes eine Weiche im Bewußtsein von Arzt und Bevölkerung gestellt, die mit einem Verständnis für die Krankheit nichts mehr gemein hat (V. Becker 1995). „Fehlende Gesundheit" als Krankheit aufzufassen, führt zu einem Anspruch auf „Reparatur" bis zum „Recht auf Gesundheit". Davon war in der Berichtszeit aber noch nichts zu spüren.

Der Krankheitsbegriff war im Volksverständnis in der Berichtszeit wesentlich und noch immer von außen bestimmt durch die Sozialgesetzgebung des Bismarckschen Reiches.

Durch die Bismarcksche Gesetzgebung war mit einem Mal der Krankheitsbegriff aus dem erkenntnismäßigen Bereich der Befindlichkeit zu einem Politikum geworden – ein Politikum, das noch bis heute nachwirkt.

Die Tatsache der totalen Krankenversicherung, der gesetzlichen Krankmeldung und Gesundschreibung führte dazu, daß viele Patienten, die vorher ihre Krankheit mit Hausmitteln, eigenartigen und eigenwilligen Rezepten behandelt hatten, die vorher von erfahrenen Familienmitgliedern begutachtet worden waren, mit einem Mal „offiziell" krank und in die Sprechstunde der Ärzte getrieben wurden.

Es gab mit einem Schlage eine Fülle von Kranken, es war unbedingt notwendig, eine Masse an Ärzten auszubilden, die alle vielbeschäftigt waren, sich aber zum großen Teil mit Bagatellerkrankungen herumschlagen mußten (Wittern 1991).

Die völlig andere Auffassung des Krankseins, die durch die Gesetzgebung provoziert worden war, hatte eine Fülle von Patienten zur Folge. In ganz ähnlicher Weise wird die Zahl der „Nicht-Gesunden" durch die WHO vermehrt. Wenn die Welle der Kranken am Anfang unseres Jahrhunderts mit naturwissenschaftlichen Methoden erkannt, definiert und behandelt werden konnte, ist dies bei den „Nicht-Gesunden" unserer Tage nicht mehr möglich – zuviele sind beschwert durch „außernaturwissenschaftliche" Dinge, durch Befindlichkeiten ohne Befund, außerhalb des Paradigma.

8 Zeitschriften, Lehrbücher

Wissenschaftliche Journale sind der Spiegel der täglichen Arbeit von Forschern, deren Ansicht in Wissenschaft und Klinik, des Fleißes und des didaktischen Geschickes einzelner (und auch der Kunst der Selbstdarstellung gewisser Einzelner).

Lehrbücher sind Ausdruck dessen, was geschultes Wissen, was sicherer Bestand ist, wie es zu diesem gekommen ist und wo die offenen Fragen besonders klaffen. Es ist heute üblich geworden, diese Lücken mit der verschämt-optimistischen Floskel zu umschreiben: „Das haben wir noch nicht verstanden".

In diesem Zusammenhang ist es interessant, daß bestimmte Geisteswissenschaften – z. B. die Historie – nicht über Lehrbücher verfügen. Jede Zeit muß die unterschiedlichen Auffassungen zu bestimmten historischen Vorgängen eigens darstellen. Je nach Wissensstand, nach Standpunkt, nach Betrachtungsweise verschieben sich die Bilder der Zeiten.

In einer Zeit, in der die Wissenschaft vom Menschen durch die fast täglichen Entdeckungen neuer Sachverhalte, durch den Einbau in die Naturwissenschaften einem dauernden Wandel unterworfen war, ist das Bedürfnis nach Publikationsorganen gewaltig gewesen. Es entstanden neue Zeitschriften.

Das Archiv von Rudolf Virchow hatte um die Jahrhundertwende den Band 160 erreicht. Es war der Grundgedanke von Virchow gewesen, alle Befunde, die ein pathologischer Anatom, ein Kliniker oder auch ein praktischer Arzt erhob, zu archivieren. Daher nannte er seine Zeitschrift „Archiv". Er gründete sie 1847 als junger, 26jähriger Mann zusammen mit Benno Reinhard, als er gerade mit der Pathologie angefangen hatte. Lange nach Virchows Tod ging sein Archiv auf den Springer Verlag über. Ab 1903 – nach dem Tode des Meisters – heißt es offiziell „Virchows Archiv".

Das Zentralblatt für Pathologie, das von Ernst Ziegler in Freiburg gegründet worden war, war um die Jahrhundertwende auf 11 Bände gekommen.

Ernst Ziegler gründete weiterhin für umfangreichere Arbeiten, insbesondere für Habilitationsschriften, die „Beiträge für pathologische Anatomie". Die Beiträge waren bis zur Jahrhundertwende bis zum Band 29 vorgedrungen. Beide erschienen im Fischer Verlag Jena (später Stuttgart), wo auch die Verhandlungen der Pathologischen Gesellschaft herausgebracht wurden.

Bei Bergmann erschien ab 1907 die „Frankfurter Zeitschrift für Pathologie" von Eugen Albrecht. Diese ist später, als „Virchows Archiv B" entstand, eingegangen.

Es entstanden große umfangreiche enzyklopädische Lehrbücher. Die damalige „Bibel" war „der Kaufmann" (1896, 1901) von dem Göttinger Eduard Kaufmann.

Bis zum Jahre 1931 – dann herausgegeben von Georg B. Gruber – hat der Kaufmann die 10. Auflage erreicht.

Es entstand im Jahre 1909 die erste Auflage des Aschoffschen Lehrbuches, an dem alle bedeutenden Pathologen der Zeit mitarbeiteten. Der „Aschoff" hat bis zum Jahre 1936 acht Auflagen erlebt. Wer den Kaufmann kannte, kannte die pathologische Anatomie. Wer den Aschoff kannte, kannte die Medizin.

Man kann in den Lehrbüchern eine gewisse Entwicklung erkennen. Es bietet sich dazu die Lehrbuch-Serie, die aus dem pathologischen Institut in Freiburg erschienen ist, an: Das Zieglersche Lehrbuch war für Studenten das gängige Buch vor dem 1. Weltkrieg. 1908 kam die letzte Auflage – die 8. – von Zieglers „Pathologie" heraus. Ziegler war 1905 gestorben.

Der Nachfolger von Ziegler, Ludwig Aschoff, faßte es offensichtlich als ein nobile officium auf, das Lehrbuch weiter herauszugeben. Es stellte sich aber heraus, daß die Denkart nicht nur der beiden Autoren, sondern auch der ganzen Zeitentwicklung eine so verschiedene war, daß – so denke ich mir – Ludwig Aschoff lieber sein Buch unter den damals modernen Gesichtspunkten herausbrachte, auch wenn er in Kauf nehmen mußte, daß es ein Vielmännerbuch wurde. Aschoff (1926) erklärte, daß er das Freiburger Ziegler-Lehrbuch dem Inhalt und Umfang nach, wenn auch in veränderter Form mit Hilfe von Mitarbeitern weiterführen würde, da er allein die Last nicht tragen konnte. „So lebt jeder von uns als Sohn seiner geistigen Väter." 1909 kam die erste Auflage, 1938 die 8. und letzte.

Nach dem 2. Weltkrieg kam dann das Lehrbuch zunächst „Allgemeine Pathologie", danach „Spezielle Pathologie" von Franz Büchner auf den Markt, auch dieses erlebte mehrere Auflagen. Es war in seiner Konzeption und in seiner Ausführung zwar traditionsbewußt, aber doch auch „ganz anders", eben der neueren Zeit entsprechend. Es wird heute von Ekkehard Grundmann herausgegeben. Diesen Gedanken der Entwicklung von niedergelegtem Wissen aus einem Institut kann man weiter über die Berichtszeit hinaus in den Lehrbüchern von Sandritter/Freiburg und schließlich von U. Riede und H. E. Schäfer bis in unsere Zeit festmachen. Auch die „Einführung" von Grundmann ist eine Frucht dieser Freiburger Schule.

Oder: Während noch das Joressche Buch eine reine pathologische Anatomie ist, wird Ribberts Lehrbuch aus dem Bonner Institut von Auflage zu Auflage mehr und mehr der Krankheitslehre zugeneigt – ich vermeide das Wort funktionell. Dies ist auch das Geheimnis, warum das Ribbertsche Lehrbuch, später fortgeführt von Hamperl/Bonn, eine so starke Faszination auf die Studenten ausübte und in der Form der Auflagen von Eder und Gedigk weiterhin ausübt.

Besser noch der Vergleich des vorzüglichen Handbuches von Henke-Lubarsch, das noch heute als eine Befundsammlung unerreicht ist, mit dem modernen Handbuch von Doerr-Seifert-Uehlinger in der speziellen Pathologie. Auch wenn diese Handbücher nach Organen geordnet sind, so steht doch das Verständnis für die Krankheitsmöglichkeiten eines Organs weit vor der rein pathologischen Anatomie im Vordergrund.

Die Querbetrachtung dieser Lehrbuchgenerationen zeigt, wie sich unser Fach entwickelt hat. Die Geschichte der Lehrbücher ist eine wohldokumentierte Geschichte unseres Faches.

Darüber hinaus gibt es noch weitere Lehrbücher, die einen eigenen Charakter tragen. So erlebte das Lehrbuch von Orth mehrere Auflagen, es hat sich vorwiegend auf Diagnose und Differentialdiagnose bezogen, mehr für Assistenten als für Studenten. Dann das sehr kondensierte Lehrbuch von Albert Dietrich, das einen allgemein-pathologischen und einen speziell-pathologischen Band besitzt.

Bei Studenten besonders beliebt war der „Leitfaden" von Edgar von Gierke, der „Platz zum Mitschreiben" ließ und 16 Auflagen erlebte.

Durch die weitere Entwicklung unserer Wissenschaft hat sich nach dem Kriege ein großes Bedürfnis nach Lehrbüchern herausgebildet. Noch nie war die Auswahl der Lehrbücher so groß wie heutzutage.

Bei all diesen Büchern war es die Schwierigkeit für den Studenten, das Lehrbuch zu finden, das seinem eigenen Lerncharakter entsprach. So ergab sich naturgemäß auch eine Unterscheidung der Lehrbücher für Studenten, für Ärzte und für Assistenten der pathologischen Institute – ein Problem, das heute nicht anders liegt.

Anhang: Ergebnis der Umfrage bei den Fakultätskollegen

Es war gefragt worden:

Was kann man als die folgenschwersten Neuerungen der letzten 30 Jahre in Ihrem Fache bezeichnen auf diagnostischem, therapeutischem und erkenntnismäßigem Gebiet?

Was sind die größten Sorgen in Ihrem Fach?

Aus den Antwortbriefen spürte man zunächst die lästige Pflicht dem Fakultätskollegen gegenüber. Oft wurde – gleichsam während des Schreibens – die Erkenntnis und das Sich-Klar-Werden über das eigene Fach deutlich, die dann die Antwort beflügelten.

Die Sorgen bezogen sich auf wissenschaftlich-fortschrittliche Dinge, auf soziale Dinge im weitesten Sinne und auf die Organisation vom eigenen Fach und der Universität im allgemeinen.

Nahezu alle Fakultätskollegen haben dezidiert geantwortet und später ergänzt. Im einzelnen danke ich folgenden Damen und Herren sehr herzlich:

K. Bachmann	N. Lang
K. Brand	E. Lungershausen
K. Brune	G. O. N. Naumann
L. Demling †	B. Neundörfer
W. Domschke	R. A. Pfeiffer
R. Fahlbusch	D. Platt
B. Fleckenstein	M. Röllinghoff
A. Fleischer-Peters	J. Rohen
U. Gessler †	E. Rügheimer
H. O. Handwerker	R. Sauer
P. Hermanek	A. Sigel
M. Hofmann	C. Stehr
L. Horbach	E. Steinhäuser
O.H. Hornstein	H. Valentin
J.R. Kalden	M.E. Wigand
W. Kersten	R. Wittern
A. Kröncke	F. Wolf

Selbstverständlich handelt es sich bei dem Umfrage-Zeitraum um einen anderen als um den Zeitraum, der bei der Darstellung des Wandels in der Pathologie gewählt wurde. Im Gegenteil: Bei der Umfrage handelt es sich um die letzten 30 Jahre – oder vielleicht um die Zeit nach dem 2. Weltkrieg. Dadurch ist in Kauf genommen worden, daß einige Fachrichtungen erst nach dem 2. Weltkrieg entstanden sind und einzelne ältere Fächer erst in Erlangen zu einem Lehrstuhl gefunden haben.

Das Gesicht der Fakultät hat sich im unmittelbaren Anschluß an den Krieg ungeheuer gewandelt. Viele Fächer wurden überhaupt aus dem Stande neu geschaffen: Anästhesie, Nuklearmedizin, Immunologie, Gerontologie, medizinische Statistik, für Erlangen neu: Virologie, Urologie, Neurochirurgie. Daß diese Fächer einen gewaltigen Aufschwung genommen haben – daß sie wegen dieses Aufschwungs geschaffen worden sind – ist verständlich. Hier wird bei den Äußerungen der Fachvertreter die Jugendfrische, der Stolz der Neuentwicklung deutlich.

Es gibt Entwicklungen, die *allen* Fächern einen gewaltigen methodischen, diagnostischen und erkenntnismäßigen Auftrieb gegeben haben. Man denke nur an die Endoskopie, die früher in der Urologie eine entscheidende, aber doch auch einsame Rolle gespielt hat, die dann über die Laparoskopie zu der führenden Methode bei der Untersuchung des Gastrointestinaltraktes geworden ist. Heute ist kein Fach ohne endoskopische Methode. Alle Fachdisziplinen sind durch die Ultraschalluntersuchung, durch Computertomographie und Kernspintomographie bereichert. Die „bildgebenden Verfahren", die die alte Röntgen-Diagnostik erweitert und ersetzt haben, bestimmen weitgehend das Bild aller Diagnostik.

Die chirurgischen Fächer haben einen gewaltigen Schritt durch die professionelle Einführung der Anästhesie vollzogen, dazu große Erfolge durch Neuerungen wie die Herz-Lungen-Maschine, die Organtransplantation, das Operations-Mikroskop, die Hinwendung zu der minimalen Chirurgie – um nur einige allgemeine Schritte zu nennen. Für alle Fächer half die Einführung der Laser-Chirurgie zu großen Erfolgen, vor allem in der Ophthalmologie, der HNO und auch der inneren Medizin – operative Endoskopie – . Hier treffen alle Operateure, wo sie auch sonst angesiedelt sind, auf den diagnostischen Pathologen.

Große Hoffnungen werden auf die Entwicklung und Synthese von Biomaterialien in der Augenklinik (Hornhauttransplantationen) und in der Zahnklinik (Implantat) gesetzt.

Eine enge Verbindung aller Disziplinen besteht auch in dem Grundstock von Immunologie, Molekularbiologie und Molekularpathologie.

„Die Gentechnik ist ein wichtiges Werkzeug und führt die auseinanderstrebenden Disziplinen der Biochemie, Molekularbiologie, Virologie, Bakteriologie, Pathologie, Botanik, Zoologie usw., über den Weg der Methodik, wieder zusammen. Mit Hilfe der Gentechnik wurden Gene, die für das Wachstum und Entstehen von Krebs verantwortlich sind, identifiziert und ihre Funktionen aufgeklärt.

Die Information, wie und wann Gene an- und abgeschaltet werden, wie einzelne Zellen miteinander Informationen austauschen, wird häufig durch sehr kleine Moleküle vermittelt. Hierzu gehören die Hormone und andere Signalmoleküle. Ihre Analyse war erst mit der Entwicklung des Radioimmunoassay (RIA) möglich.

Die Sorgen des Faches sind nicht eigentlich technischer Art. Eher, daß die Soziologen, die Philosophen, die Moral und die Ethik dem technischen Fortschritt hinterher hinken. Die Menschen in ihrer Existenzangst sind nicht genügend auf die segensreichen Anwendungen naturwissenschaftlicher Erkenntnisse in der Medizin vorbereitet". Die Gentechnik beeinflußt unser ganzes Leben, unsere Zukunftshoffnungen und Befürchtungen, unsere moralisch-ethischen Vorstellungen, den medizinischen Fortschritt und unser materielles Wohlergehen, unsere Einstellungen und Vorstellungen über Wohl und Vorzüge der Technik in einem Ausmaß, das nur vergleichbar ist mit der Erfindung der Atomspaltung mit allen ihren Folgen (Kersten).

Diese Erfahrungen, die jeder Fachvertreter für seine Disziplin angeführt hat, will ich wegen der Allgemeingültigkeit nicht noch näher erwähnen. Bei der Entwicklung der gesamten Medizin wird deutlich, daß die Grundlagenfächer Biochemie, Pathologie, Physiologie, Mikrobiologie, Virologie, Immunologie „gemeinsam marschieren" mit den Methoden der Immunologie, der monoklonalen Antikörper, vor allem der Polymerase-Kettenreaktion – alle diese Fächer benutzen die gleiche Methodik, um zu ihren Zielen zu kommen. Auf diese Weise ist eine Einheitlichkeit der Methodik erreicht, wie sie in keiner Zeit zuvor vorhanden gewesen ist.

„Generell stellt sich die Frage, ob die Medizin noch den Patienten mit seinen ganzheitlichen regulationsphysiologischen Bezügen als Person oder mehr als Datenträger für hochspezialisierte Zell- und Molekularbiologische Forschung betrachtet. Die Entwicklung des letzten Jahrzehntes erscheint mir für viele Bereiche der Medizin in die letztere Richtung zu gehen, was mich mit Sorge erfüllt" (Hornstein).

Anatomie (J. Rohen)
„Das alte Grundlagenfach Anatomie hat sich in den letzten 30–40 Jahren vollständig ‚umgekrempelt', was hauptsächlich durch die Entwicklung neuer Methoden zustande gekommen ist. Die Vielzahl der revolutionierenden Methoden auf allen Gebieten ist nicht aufzuzählen. Entscheidend ist der Fortschritt in den letzten Jahrzehnten durch den Übergang vom analytischen zum mehr funktionellen und synthetischen Denken als wichtigster Gesichtspunkt, der allerdings erst am Anfang steht. Wenn es gelingt, die Einzelstrukturen als Teile von funktionellen Systemen anzusehen, werden wir ganz neue wissenschaftliche Dimensionen erschließen können."

Physiologie (H. O. Handwerker)
„Die Neurophysiologie hat sich seit dem Ende des 2. Weltkriegs so grundsätzlich verändert, daß in einem heutigen neurophysiologischen Labor nur noch ganz wenige Geräte vorhanden sind, die wenigstens in einer Urform bereits Ende der 40er Jahre verfügbar gewesen wären."

Gewaltige Fortschritte bei der Aufklärung der elektrischen Vorgänge an Zellmembranen bis zu Einzelkanalmessungen, Aufklärung der Funktion der chemischen Synapsen, ferner der intrazellulären Zellsteuerungsmechanismen. Die Organphysiologie hat erhebliche Fortschritte in der Beschreibung der funktionellen Hirnorganisation durch funktionell orientierte bildgebende Verfahren gemacht (z.B. Deoxyglykose, Autoradiographie der Inkorporation von Aminosäuren in Nervenzellen, regionale Druckmessungen am Menschen).

Dies kann auf dem Gebiet der Schmerzforschung, die zentrale Schmerzhemmsysteme erkennen lehrt, ferner an der Aufklärung der trophischen Funktion schmerzvermittelnder Nervenfasern deutlich werden.

Die Physiologie als Gesamtfach hat sich in ihrer Spannbreite erheblich erweitert. „Sie reicht von einer reinen Membranbiophysik bis zu einer stärker klinisch orientierten Physiologie."

„Die traditionelle methodische Teilung der medizinischen Grundlagenfächer in Anatomie, Physiologie und Biochemie beginnt sich in der Forschung zu verwischen, da in jedem dieser Fächer morphologische, chemische und in engerem Wortsinn physiologische Methoden kombiniert eingesetzt werden."

Biochemie (W. Kersten)
Der große Durchbruch in den letzten 30 Jahren: Beginn der Molekularbiologie. Mit der Aufklärung der Struktur von DNA und des Mechanismus der identischen Reduplikation des genetischen Materials gibt es hier ein festes Datum. Die Methoden zur Sequenzanalyse der DNA, der Entdeckung der Restriktions-Endonukleasen und der Ligasen markieren den Fortschritt.

Biochemie (K. Brand)
Lichtblicke: Aufklärung von Strukturen und Wirkungsweisen der Enzyme, Identifizierung des genetischen Codes, so daß die Entwicklung molekularbiologischer (gentechnologischer) Verfahren zur Aufklärung von Genstrukturen bis zur Herstellung therapeutisch verwendbarer Peptide und Proteine gewährleistet ist. Beginnendes Verständnis der Kooperation von Immunzellen und der Wirkungsweise von Mediatoren. Praktisch wichtig für die Medizin die Entwicklung von radioimmunologischen und enzymimmunologischen Methoden.

Sorgen: Die bleibende Unkenntnis über die Therapie maligner Tumoren. Bei der Prävention von Arteriosklerose, der Autoimmunkrankheiten bleiben, trotz detaillierter Erkenntnis der Struktur und des Stoffwechsels, z.B. von Lipiden und Lipoproteiden, große Lücken.

Humangenetik (R. A. Pfeiffer)
Dieses Fach gründet heute fast ausschließlich auf der Erkenntnis der genetischen Grundlagen insbesondere der Erbkrankheiten. Es gelingt in zunehmendem Maße, den Charakter der Molekularmutationen aufzuklären, diese zu lokalisieren, zumindestens einzuengen und in die Diagnostik einzubringen.

Therapeutische Konsequenzen sind allerdings noch kaum sichtbar. Die größten Sorgen des Faches bestehen darin, daß an dem genetischen Material nicht nur korrigiert, sondern auch manipuliert werden kann.

Klinische Mikrobiologie (M. Röllinghoff)
Die Entdeckung neuer humanpathogener Bakterien brachte neue Interessengruppen: Helicobacter species, Legionella species, Entdeckung und Charakterisierung der HIV-Virusgruppe.

Die Entwicklung und der Einsatz neuer Methoden zur Identifizierung von Krankheitserregern erbrachten eine neue Dimension: DNA- und RNA-Technologie, Restriktionsenzyme, monoklonale Antikörper, Elisa-Technologie. Ferner die sicher sehr fruchtbare (Polymerase-Ketten-Reaktion) PCR-Methodik. Hier zeigt sich die enge Verbindung zu Immunologie und Virologie einerseits, zur Pathologie und Biochemie andererseits.

In der Therapie ist neben der Entwicklung neuer Antibiotika Wert zu legen auf die Therapieversuche mit den Lymphokinen IFN-Alpha-Beta-Y, mit Interleukin-2 und GM-CSF, ferner auch lösliche Zytokin-Rezeptoren.

Dies alles sind mehr oder weniger deutliche Anwendungen der Grundlagenforschung, die zu der Formulierung des „Self-non-Self" geführt hat, zu der Entdeckung der Lymphozytenvielfalt und ihrer unterschiedlichen Funktionen, zur Strukturanalyse, Klonierung, Produktion und z.T. zum klinischem Einsatz von Antikörpern, von T-Zell-Rezeptoren und Lymphokinen. Ferner wurden neue Impfstoffe ausgebildet, z.T. reine DNA-Impfstoffe.

Arbeitsmedizin (H. Valentin)
Die Arbeitsmedizin profitierte nicht nur von den verschiedenen bildgebenden Verfahren zur Aufdeckung struktureller Organveränderungen, sondern auch durch die Verbesserung der Früh- und Feindiagnostik, durch die Einführung hochsensitiver und spezifischer Methoden wie des „Biological Monitoring" zur Erfassung der Fremd- und Schadstoffe an den verschiedenen Arbeitsplätzen und ihrer analytischen Objektivierung im biologischen Material.

Es kam zum Ausbau der Prävention am chemisch oder physikalisch belasteten Arbeitsplatz durch die Einführung normierter und standardisierter arbeitsmedizinischer Vorsorgeuntersuchungen zur Vermeidung von exogen verursachten Gesundheitsschäden.

Die Erweiterung und Modernisierung der Liste der Berufskrankheiten sowie die Möglichkeiten der objektivierenden und quantifizierenden Begutachtungen in fast allen Funktionssystemen sind dem modernen Sachstand angepaßt.

Die Begründung zu neuen Berufskrankheiten sollte nach wissenschaftlichen Grundsätzen erarbeitet werden, den modernen Kausalitätskriterien und den klinischen und pathologischen Erkenntnissen entsprechen.

Sorgen machen – in einem umfangreichen Negativkatalog – die kritiklosen und laienhaften Verlautbarungen in der Öffentlichkeit, die sowohl die Werksärzte als auch die Betriebsärzte, schließlich die Arbeitsmediziner in Mißkredit bringen. Die Überinterpretation einzelner Normvarianten, die Bagatellisierung einzelner objektiv festgestellter Belastungen werden – mehr nach politischen, allzulaut geäußerten Gesichtspunkten – verbreitet.

Pharmakologie und Toxikologie (K. Brune)

Bahnbrechende Entdeckungen nur in Auswahl: Entdeckung der spezifischen Betablocker und der H2-Antagonisten, die für die moderne Hochdrucktherapie, die Asthmatherapie, die Herzinfarktprophylaxe und die Therapie der Ulkuskrankheit entscheidend sind.

Auf diagnostischem Gebiet war die Möglichkeit entscheidend, spezifische Antikörper gegen Proteinhormone, Peptidhormone, Aminosäurederivate, aber auch gegen einfache chemische Pharmaka wie Digitoxin, Indometacin und andere zu entwickeln und damit hochsensible Methoden zur Messung von Konzentrations-Wirkungsverhältnissen im Organismus zu etablieren.

Das dritte bahnbrechende Ergebnis war wohl die Definition des „Second messenger"-Prinzips am Beispiel des zyklischen 3,5-Adenosin-Monophosphats durch E. W. Sutherland.

Auch noch andere Fakten haben die Pharmakologie umgewandelt: Der Einsatz des Chlorbromazin als Beginn der Psychopharmaka-Ära, die Entdeckung der Lipidmediatoren, der Enkephaline, ferner die der Kalziumantagonisten sind zu nennen.

Sorgen: Die Pharmakologie als ein medizinisches Grundlagenforschungsgebiet einerseits und als ein naturwissenschaftliches Fach andererseits hat es schwer, die vielfältigen – über die einfache Behandlungsmöglichkeit hinaus – chemischen und physiologischen Grundlagen-Kenntnisse den angehenden und den tätigen klinischen Ärzten zu übermitteln.

Der Vorteil dieser beiden Wurzeln – medizinische Grundlagenforschung und Naturwissenschaft – wird in einzelnen wissenschaftlichen Fragestellungen deutlich, in den Fragen der Lehre jedoch ist die Ausbildungsqualität rückläufig.

Medizinische Informatik, Biometrie und Epidemiologie (L. Horbach)

Die moderne Informatik – Information und Mathematik – ist eine Technologie, in deren Mittelpunkt der Computer steht; sie ist Ergebnis einer langzeitigen Evolution (die in jüngster Zeit in einer speziellen Abteilung des Deutschen Museums in München in der logischen Ordnung der historischen Entwicklungsstufen präsentiert wird). Erst seit Anfang der 60er Jahre war mit der Halbleitertechnik die Möglichkeit gegeben, auf kleinsten Chips integrierte Schaltkreise mit mehreren Prozessoren zu entwickeln. Damit wurde ein technischer Stand erreicht, der einen wirksamen Einsatz des Computers in der Medizin ermöglichte. Außer der eigentlichen Rechnerfunktion ist in der Medizin vor allem die multimediale, strukturierte Speicherung der sehr umfangreichen Datenmengen wichtig, die Unterstützung des Informationsflusses in Kliniken, Instituten und anderen Systemen des Gesundheitswesens durch elektronische Kommunikationsnetze. In den letzten Jahren installiert man auf die einzelnen Kliniken und Funktionseinheiten verteilte Systeme.

Die anfänglich noch bescheidenen Computerleistungen wurden für die überschaubaren Prozeduren der Verwaltung, auch zur Unterstützung von Meßvorgängen, z.b. im klinisch-chemischen Labor, benutzt. In zunehmendem Maße wurden komplizierte biometrische Rechnungen, auch die Erfassung und Auswertung von Biosignalen (z.b. EKG, EEG) ermöglicht. Zentrale Bedeutung für die moderne Medizin hat die elektronische Bildverarbeitung gewonnen. Computerunterstützte Verfahren wie die Computertomographie haben einen festen Platz in der diagnostischen Routine. Die Digitalisierung, d.h. Umsetzung des analogen Bildes in eine Zahlenmatrix, ermöglicht mit den verfügbaren Kapazitäten die Speicherung der Röntgenbilder einer Klinik mit automatischem Zugriff, ebenso ist der elektronische Transfer von Bildern über weite Entfernungen möglich. Die Anwendung geeigneter Algorithmen kann zur Kontrastverbesserung, z.b. von Röntgenbildern und zur Strukturanalyse von Geweben, benutzt werden. Dreidimensionale Bildauswertungen sind von hohem wissenschaftlichen Interesse, hervorragende Ergebnisse wurden damit in der Anatomie und Pathologie des Gehirns erzielt.

Die informationstechnischen und rechnerischen Möglichkeiten eröffnen für die Biometrie neue Möglichkeiten der Analyse komplexer Krankheitsprozesse zur Lösung relevanter klinischer Fragen. Es etablieren sich verschiedene Zentren klinischer Forschergruppen, die komplexe klinische Probleme in Angriff nehmen, in Erlangen z.b. die Glaukomkrankheiten. Solche Projekte sind charakterisiert durch nach biometrischen Gesichtspunkten erfaßte große Datenaufkommen, die auf strukturierten Datenbanken gespeichert und mittels multivarianter Methoden analysiert werden, mit dem Ziel, objektive Handlungsanweisungen für den Arzt zu erarbeiten. Gleiche Chancen sind für das öffentliche Gesundheitswesen auch für epidemiologische Studien gegeben. Hier gilt es noch, den Informationsbedarf mit sehr einengenden Datenschutzbestimmungen in Einklang zu bringen.

Virologie (B. Fleckenstein)

„Die molekulare Biologie hat sich in Sprüngen entwickelt. Beispielsweise hat die Verfügbarkeit der Polymerase-Kettenreaktion (PCR) dazu geführt, daß neue Viren entdeckt wurden. Der Erkenntnisgewinn in der Grundlagenforschung und damit für die klinische Diagnostik geht immer schneller. Zu den Entdeckungen der letzten Jahre zählen das Hepatitis C-Virus, die humanen Herpesviren Typ 6 und 7, ein neues Herpesvirus aus Kaposisarkomen, die Identifizierung kardiotroper Adenoviren, die weitgehende Aufklärung der Natur der Agentien spongioformer Enzephalopathien.

Die Bedeutung von Virusinfektionen in der Onkogenese ist sehr viel deutlicher geworden. Ein besonders wichtiger Aspekt der aktuellen Virologie liegt in der Entdeckung der menschenpathogenen Retroviren.

Die größte Sorge der Virologen ist „die weltweite unaufhaltsame Ausbreitung des AIDS-Virus. Dies ist vor allem deswegen so beängstigend, weil derzeit keinerlei Chancen auf eine Impfung bestehen. Die Viren können sich in Anwesenheit von Antikörpern im Organismus ausbreiten. Die Variabilität ihrer Oberflächenantigene wird es möglicherweise auf lange Sicht verhindern, daß eine Immunprophylaxe entwickelt werden kann."

Innere Medizin (L. Demling)

Pharmakologische und medizin-theoretische Fortschritte, vor allem der Molekularbiologie, haben ihre Anwendung in der inneren Medizin gefunden. Große Fortschritte gab es auf dem Gebiet der in dem erwähnten Zeitraum erst möglich gewordenen Intensivmedizin.

Die Entwicklung der diagnostischen und therapeutischen Endoskopie ermöglicht die frühzeitige Erkennung von Krankheitsprozessen nicht nur im Magendarmkanal. Der operative Zweig verdrängt eine Reihe klassischer chirurgischer Verfahren. Die Anwendung des Lasers in den verschiedenen Formen findet auch in der inneren Medizin ein weites Feld.

Die Gastritis als „Infektionskrankheit" (Helicobacter pylori) gibt Hoffnung, daß mit ihrer Behandlung auch die Komplikationen erreicht werden.

Sorgen bereitet die noch immer nicht voll befriedigende Tumortherapie. Noch ist das Problem der Malaria-Impfung, wie Impfung und Therapie von AIDS nicht gelöst. Die Arterioskleroseprophylaxe hat über ein theoretisches Maß noch nicht weiter geführt.

Kardiologie (K. Bachmann)

Die Entwicklung der Diagnostik wurde durch die Koronarangiographie einschließlich der möglich gewordenen digitalen Subtraktionsangiographie, durch die echokardiographischen Untersuchungsmethoden, die Farbdopplersonographie und schließlich die Kernspinresonanz angestoßen. Analog dazu kommen wesentliche therapeutische Fortschritte durch die Ballon-Angioplastie, die Rotablation von Koronarstenosen und Implantation von Stents.

Wesentliche pharmakotherapeutische Fortschritte sind durch die Behandlung des Hochdrucks sowie der koronaren Herzerkrankung mit dem Kalziumantagonisten erfolgt, die systemische sowie die intrakoronare Thrombolyse bei akutem Infarkt und die Einführung hochwirksamer Antiarrhythmica.

„Diese diagnostisch-therapeutischen Fortschritte haben natürlich auch unsere Erkenntnis über die Pathogenese und Pathophysiologie der Herzerkrankung verbessert, wobei die Kardiologie allerdings auf dem großen Gebiet der koronaren Herzerkrankung und Kardiomyopathien noch weit von der Kenntnis der *Ursachen* entfernt ist.

Nephrologie (U. Gessler)

Im Vordergrund der Entwicklung der Nephrologie stehen die extrakorporale Hämodialyse und die Nierentransplantation einschließlich der Therapie der Abstoßungsreaktion mit Cyclosporin A. Wesentliche diagnostische und pathogenetische Kenntnisse hat die Nierenbiopsie gebracht.

Die größten Sorgen ergeben sich in der Bemühung um eine bessere Therapie der Glomerulonephritis, um eine bessere Prophylaxe der Pyelonephritis und der Glomerulonephritis und damit der Niereninsuffizienz.

Immunologie

Auf dem Gebiet der Immunologie sind derzeit die größten Fortschritte – anwendbar für fast alle Disziplinen – zu registrieren. Das Fach ist in den letzten 40 Jahren ganz neu ausgestattet worden, insbesondere durch die Aufdeckung der Dualität des Immunsystems: Das T-Zell-System wurde von dem B-Zell-System getrennt und in seiner kooperativen wie getrennten Effektorfunktion analysiert. Von entscheidender Bedeutung ist die Aufdeckung des Histokompatibilitätssystems, das eine klinische Wichtigkeit nicht nur im Bereich der Organtransplantation erhalten hat. Die Verbindung der Grundlagenforschung mit der klinischen Anwendbarkeit wird hier besonders deutlich. Die Aufdeckung der Immunglobulinmoleküle sowie die des T-Zell-Rezeptors sind hier zu nennen. Die Herstellung monoklonaler Antikörper findet in der Diagnostik und in bestimmten therapeutischen Situationen klinische Anwendung.

Wichtige Erkenntnisse liefern die immunpathogenetischen Mechanismen bei Tumor- wie auch bei Autoimmunerkrankungen, die sich bis zur Therapie erstrecken. Wieder ist es die Therapieform monoklonaler Antikörper gegen T-Zellen bzw. gegen entzündungsunterhaltende Zytokine. Augenfällig ist die Wichtigkeit der Grundlagenforschung bei der Knochenmarktransplantation.

Die größte Sorge macht die dem Fache wenig angepaßte Repräsentation an den Universitäten. Es fehlt an Lehrstühlen für Immunologie in der Theorie, vor allem aber auch an Abteilungen bzw. Lehrstühlen in der Klinik.

Im Vergleich zu der täglich stärker werdenden Bedeutung der Immunologie in allen Sparten der theoretischen und praktischen Medizin ist diese mangelnde Repräsentanz nicht zu verstehen.

Gerontologie (D. Platt)

„Die Ereignisse überschlagen sich." Die Grundlagenforschung über das Altern ist ganz entscheidend für den Umgang mit der klinischen Gerontologie, d.h. der Geriatrie. Die Erkenntnis, daß die Altersforschung intensiviert und damit der Klinik nutzbar gemacht werden kann, hat zur Etablierung von Lehrstühlen der Gerontologie geführt. Die Altersveränderungen werden aus dem Mystischen herausgeführt, dadurch in die Wirklichkeit und auf den Boden der Naturwissenschaft geholt. Die praktische Auswertung der gerontologischen Erkenntnisse ist unmittelbar, z.B. an der Verschiebung von operativen Möglichkeiten bei alten Menschen abzulesen (Hüftoperationen, Gefäßchirurgie, Kardiochirurgie etc.).

Auch hier spielen die Technik der Diagnostik, Ultraschall, Echo-flow, vor allem die Computertomographie, eine entscheidende Rolle.

Die Sorge besteht darin, daß sich in Medizinerkreisen die Wertung der Gerontologie, ihre praktische Benutzung durchgesetzt hat, während die (geldgebenden) Regierungsstellen die sprunghafte Entwicklung dieses Faches nicht zur Kenntnis nehmen.

Nicht zu unterschätzen ist auch der Gesichtspunkt, daß dann, wenn sich selbständig werdende Gerontologen niederlassen („Facharzt für Geriatrie") entscheidende Konkurrenzgedanken bei den niedergelassenen Ärzten auftreten würden.

Strahlentherapie (R. Sauer)

Die Strahlentherapie ist selbstverständlich in einer ungewöhnlichen Weise abhängig von den technischen Errungenschaften (Computertomographie, Kernspin-Resonanztomographie, Hochvolttherapie). Das Konzept der funktionserhaltenden Krebstherapie durch Kombinationen von Radiotherapie mit konservierenden chirurgischen Techniken bzw. strahlensensiblen Substanzen hat einen gewaltigen Fortschritt gemacht.

Die Sorgen des Faches bestehen in dem zunehmenden Anspruchsdenken bei abnehmendem Leistungsvermögen, bei der Unsicherheit in ethischen Belangen und dadurch bedingt oftmals mangelhaftem ärztlichem Zuwendungsvermögen.

„Für die Radiotherapie ergibt sich als Fach, welches keine obligatorischen Lehrveranstaltungen anbietet, die Schwierigkeit, sich bei angehenden Ärzten in adäquater Weise darzustellen und qualifizierte bzw. engagierte Mitarbeiter zu gewinnen." Veranstaltungen haben bei den Studenten eine geringe Resonanz, bedingt durch die Angebotsfülle und durch die modernen Prüfungsmodalitäten. Dadurch fehlt auch ein echtes Lehrer-Schüler-Verhältnis.

Nuklearmedizin (F. Wolf)

Dieses Fach ist in den letzten 30 Jahren neu entstanden. Es basiert auf der Verwendung „radioaktiver Spürsubstanzen", die in nahezu allen Spezialitäten der Medizin einen klinischen Nutzen brachte. Der Zugriff zu zahlreichen Funktionsabläufen und ihren pathologischen Störungen wurde nicht-invasiv und aufgrund der minimalen Tracermengen störungsfrei faßbar. Ausgehend von dem historisch ältesten Modellfall der Schilddrüse (Ersatz des stabilen Jods durch Radioisotope), über Perfusions- und Funktionsverhältnisse innerer Organe und des Skelettsystems bis hin zu Fragestellungen auf den Gebieten der Neurologie, der Nuklearkardiologie sowie der Immunologie: Alle Disziplinen der Medizin sind Nutzer und Nutznießer dieser Entwicklung.

Single-Emissions- und Positronen-Emissionstomographie, ferner naturgemäß die Kernspintomographie und Kernspinspektroskopie zeigen die Verbindungen zur Grundlagenforschung einerseits und zur klinischen Anwendbarkeit andererseits. Die Sorge der Nuklearmediziner liegt vor allem in der Radiophobie in unserer Bevölkerung, auch für die Gefährdung in dem unteren Risikobereich der natürlichen Umgebung. Sie stellt eine störende Begleiterscheinung moderner Befindlichkeit dar.

Kinderklinik (C. Stehr)

Für die Kinderklinik gleich wichtig mit der Entdeckung der Antibiotika ist die Synthese des Vitamin-D-3 (durch Windaus und Pohl) zur Vermeidung der Rachitis gewesen. Die Rachitis gehört heute zu dem Gebiet der „erledigten Krankheiten" wegen der Vitamin-D-Vorsorge.

Durch die mehrjährige Penizillinprophylaxe bei Kindern mit der Disposition zum Rheumatismus verus sind erworbene Klappenfehler fast vollständig verschwunden. Auch in unserer Zeitspanne ist der stärkste Wandel durch die Entwicklung und konsequente prophylaktische Anwendung wirksamer und nebenwirkungsarmer Impfstoffe eingetreten. Poliomyelitis, Masern, Mumps, Röteln, Diphtherie, Keuchhusten und andere Infektionskrankheiten sind nahezu verschwunden.

Große Fortschritte sind auf dem Gebiet der pädiatrischen Nephrologie und Urologie zu verzeichnen: Hämodialyse, Nierentransplantation und rekonstruktive Operationstechniken haben den Tod an terminalem Nierenversagen auf wenige Prozent der Mortalität von vor 20 Jahren zurückgedrängt.

Große Fortschritte sind zu verzeichnen auf dem Gebiet der pädiatrischen Onkologie, in der die therapeutischen Erfolge ungleich besser sind als im Erwachsenenalter.

Wichtig ist die perinatale interdisziplinäre Zusammenarbeit zwischen Geburtshelfer und Kinderarzt, die vor allem den Frühgeborenen zugute kommt: „Kinder mit 1000 g Geburtsgewicht haben heute eine über 90%ige Chance, eine normale Entwicklung zu nehmen." Ähnlich liegen die Verhältnisse bei der Frühdiagnostik und Frühoperation angeborener Herzfehler.

Wichtige diagnostische Fortschritte bei entsprechenden Diäten finden sich bei Stoffwechselerkrankungen, z.B. bei der Phenylketonurie, der Fructoseintoleranz oder der Hypertriglyzeridämie. Hier sind große Hoffnungen auf die Molekularbiologie gesetzt.

Geburtshilfe und Frauenheilkunde (N. Lang)

Die Geburtshilfe hat zahlreiche Verfahren zur Überwachung des Feten insbesondere mit der Einführung der Mikroblutgasanalyse (durch Saling), durch die Kardiotokographie, vor allem durch die Ultrasonographie erhalten. Auf dem Gebiet der Reproduktionsmedizin ist die Einführung der „Pille" so umwälzend, „daß damit willkürlich Eingriffe in das Reproduktionsverhalten des Menschen möglich wurden". In dieselbe Richtung gehört die Entwicklung der „In vitro Fertilisation". Die Auswirkungen beider Verfahren sind im Fache der Frauenheilkunde kaum zu überschätzen.

Im Bereich der klinischen Grundlagenforschung haben die Untersuchungen über die neuroendokrinologische Regulation des Zyklus mit der Entdeckung der Releasingfaktoren völlig neue Vorstellungen über die Zyklusregulation gebracht.

„Die Sorgen des Faches hängen eng mit diesen aufgezeichneten Entwicklungen zusammen: Definition und Überschreitung der ethischen Grenzen im Bereich der Reproduktionsmedizin, zunehmende Orientierung an forensischen Aspekten und damit Verluste der naturwissenschaftlichen Basis, zunehmende Qualitätsverluste im Bereich der deutschen Sprache ... in wissenschaftlicher Literatur durch Erstpublikationen in englisch-sprachigen Organen."

Dermatologie (O. H. Hornstein)

Diagnostische Fortschritte sind: die Aufklärung der allergologischen und immunologischen Mechanismen der Kontaktekzeme, die pathogenetische Unterscheidung von Typ I-Allergien und Typ I-Pseudoallergien (sog. Intoleranzreaktionen). „Die Aufklärung der immunzytologischen Pathomechanismen der Typ IV-Kontaktekzeme (mit Interaktionen von intraepidermalen Langerhanszellen sowie verschiedenen Sonderformen von T-Lymphozyten und Monozyten) hat zugleich die Epidermis als immunologisches Primärorgan entlarvt."

„Damit ist zugleich eine partielle immunologische Forschungsrichtung innerhalb der Dermatologie für die nächsten Jahre programmiert."

Therapie: die initiierte Entwicklung der sog. Retinoide (Vitamin-A-Säure-Derivate). Diese Substanzen greifen in unterschiedlichem Maße in die Differenzierung und Keratinisierung des Epithels ein und besitzen außerdem immunmodulatorische Eigenschaften.

Ein therapeutischer „Durchbruch" ist die sog. Phototherapie sowie das an Bedeutung ständig zunehmende Gebiet der sog. Lichtdermatosen. Einerseits stellt die Photochemotherapie einen erheblichen strahlentherapeutischen Fortschritt in der Behandlung bestimmter Psoriasis-, Ekzem- und Lymphomformen dar, andererseits ist die Zunahme photoallergischer und phototoxischer Dermatosen (als fragwürdiges Zivilisationsprodukt) besorgniserregend. Hier dominieren molekularbiologische Forschungsansätze.

Anästhesiologie (E. Rügheimer)

Die Anästhesie ist ein ungeheuer praktisches Gebiet, führt aber auch zu einer tiefgreifenden Nutzung der Grundlagenforschung von Physiologie, Pharmakologie, Pathophysiologie und zu eigener wissenschaftlicher Aussage.

So ist die objektive Analgesiemetrie und Algesiemetrie mit Hilfe von evozierten Potentialen Grundlage für bedarfsgesteuerte Narkose. Bei den Meßverfahren für Diagnostik und Überwachung der Organfunktion geht der Trend nach Möglichkeit weg von invasiven zu weniger bzw. nicht-invasiven Verfahren. Die praktische Seite steht auf den klassischen Säulen der klinischen Anästhesiologie: Anästhesie, Intensiv- und Notfallmedizin, ferner der Therapie chronischer Schmerzzustände. Das Training der jungen Ärzte und der Pflegekräfte wird am Simulator für den Einsatz im Operationssaal geübt.

Bei einem so jungen Fach versteht es sich, daß die eigene Technik ständig in Entwicklung ist, insbesondere in bezug auf die Beatmungsformen und Beatmungsverfahren, durch neue Kenntnisse der initialen Stoffwechselveränderungen, in der Bedeutung des Immunsystems (z. B. nach Traumen und operativen Eingriffen). Zu der Grundlagenforschung gehören die Störungen der Mikrozirkulationen (Schock, DIG-Syndrom). Ziel hierbei ist die therapeutische Konsequenz für Schock und Sepsis.

Urologie (A. Sigel)

Wie in vielen Fachrichtungen ist auch in der Urologie die Sonographie ein großer Fortschritt in der Diagnostik. Wesentlich verbessert wurden die Optiken in der urologischen Endoskopie (die in vielem eine Vorreiterrolle spielt).

Durch die Zystotonometrie und die Videozystographie wurden die Physiologie und Pathophysiologie der Harnblase, die Urodynamik weitgehend aufgeklärt. Therapie: Die Nierentransplantation – auch hier Vorreiterrolle für die Transplantationschirurgie.

Der Behandlungserfolg bei metastasierenden Hodentumoren hat erheblich durch die retroperitoneale Lymphdissektion in Verbindung mit der Polychemotherapie verbessert werden können.

„Während früher 80 % der Hodenkrebspatienten verstarben, überleben heute 80 %." Die Fortschritte, ja Perfektion an Operationstechniken (transurethral), Anästhesie, atraumatisches Operationsinstrumentarium, perfektes Nahtmaterial, Blutersatz, alle diese bezeichnen die gewaltigen Fortschritte.

Der größte Fortschritt bestand in der extrakorporalen Stoßwellenlithotrypsie. Damit entfallen 85 % der bisherigen Steinoperationen mit offener Blase. Die definitive supravesikale Harnableitung, die Conduit- und Pouch-Methoden, die artifiziellen Sphinkter-Prothesen leisten bei guter Indikation Hervorragendes. Erkenntnismäßiger Fortschritt in dem Fach Urologie: Wichtig ist die Einsicht, daß ein beträchtlicher Teil der Schrumpfnieren Erwachsener in der Kindheit aufgrund rezidivierender Harninfektion und Harnrückflusses entsteht. Sie können mithin bei Früherkennung weitgehend vermieden werden.

Verbesserte Aufgliederung der verschiedenen Formen angeborener Fehlbildung: Dysplasie, Obstruktion, Doppelnieren, Aberration, lumbale oder sakrale Myelodysplasie. Wichtige Einsicht durch die Auffindung der Tumormarker (Prostataspezifisches Antigen, Alphafetoprotein, Beta-HCG).

Andererseits wurde die Morbidität an der benignen Prostatahyperplasie viele Jahrzehnte überschätzt. Vielfach ist die Dysurie älterer Männer (weniger der Frauen) auf funktionelle Disharmonie zwischen der Austreibung (Dehistriktor) und dem Verschluß (Beckenboden) zurückzuführen. Die Operationsindikation konnte deshalb um 40 % vermindert werden. Demgegenüber nahmen die radikale Zystektomie und die radikale Prostataektomie bei bösartigen Tumoren zu, weil die stark verminderte postoperative Inkontinenz vermieden und Blasenersatz mittels Pouches erreicht werden konnte.

Neurochirurgie (R. Fahlbusch)
Wie bei allen chirurgischen Fächern, so hat die Mikrochirurgie in diesem Fach ganz besondere Entwicklungen ermöglicht. Fortschritte brachten die bildgebenden Verfahren, Computertomographie und Kernspintomographie, ebenso die Intensivmedizin. Zu der Intensivmedizin gehört das perioperative Monitoring mit endokrinologischen und neurophysiologischen Parametern, vor allem mit evozierten Potentialen.

Die größten Sorgen bestehen in dem ungelösten Problem der Behandlung der Gliome, dem Problem der basalen Meningeome. Bei dem Hydrocephalus communicans hat zwar die symptomatische Therapie mit Ventilen viel gebracht, aber die Technik stagniert und die Versagerquote bei weiterem Verlauf bleibt bei 30 % unverändert.

Neurologie (B. Neundörfer)
Die Diagnostik wurde durch bildgebende Verfahren (Computer-Tomographie, Kernspintomographie), ferner durch die funktionellen bildgebenden Verfahren: Positronenemissionstomographie (PET), funktionelles NMR gefördert. Die bild-

hafte Darstellung ermöglicht quantitative Aussagen über Durchblutung und Metabolismus des Gehirns mit Zuordnung bestimmter Leistung zu bestimmten Hirnregionen. Dies ist noch ein gutes Stück Grundlagenforschung. Ähnlich auch die neurophysiologischen Untersuchungsmethoden: Evozierte Potentiale, visuell, akustisch und sensorisch. Ferner kortikale Magnetstimulation, dadurch Messung der Reizleitung in bestimmten motorischen und sensorischen Systemen.

Die Liquordiagnostik wurde weiterentwickelt sowohl in Bezug auf die Zytologie als auch auf die Eiweißfraktionen. Die Kenntnis der Pathogenese und damit die Therapie wurde in erheblichem Maße gefördert, z.B. bei dem Parkinson-Syndrom, bei den kardiovaskulären Erkrankungen (Lysetherapie), bei Epilepsien durch neue antikonvulsive Medikamente.

In bezug auf die Grundlagenforschung ist die bessere Kenntnis der Pathogenese des zerebralen Anfalls, ferner der genetisch bedingten degenerativen Erkrankungen des Gehirns und des Rückenmarks, der peripheren Nerven und Muskeln vorangeschritten. Auch hier wieder: molekulargenetische Definition zahlreicher genetisch bedingter neurologischer Erkrankungen.

Sorgen bereitet die Gefahr, daß die fortschreitende Technisierung in der Neurologie den Blick für die Möglichkeit, mit einfachen klinischen Mitteln eine sehr weitgehende Diagnostik zu betreiben, verstellt.

Psychiatrie (E. Lungershausen)
Die Diagnostik ist durch die vielfältige Anwendungsmöglichkeit der Computertomographie und der Kernspintomographie erheblich erweitert worden, durch die Positron-Emissions-Tomographie wird dieser Weg möglicherweise weitergehen.

„Der größte Fortschritt auf dem Gebiet der Psychiatrie im allgemeinen ist durch die Pharmakotherapie möglich geworden: Das Bild des psychiatrischen Krankengutes – besonders in Kliniken, Heil- und Pflegeanstalten – hat sich vollständig gewandelt. Aber auch in Hinsicht auf pathogenetische Vorstellungen und Modelle endogener Psychosen sind gewaltige Fortschritte insbesondere durch die Resultate neurobiochemischer Untersuchungen möglich geworden. Daneben hat die Hereinnahme psychoanalytischer Denkansätze zu einer sehr viel differenzierteren Durchdringung und Erhellung psychiatrischer Krankheits- und Störbilder geführt."

Sorgen bereiten insbesondere die Richtlinien des überzogenen Datenschutzes, „der die Bearbeitung wichtiger epidemiologischer Fragestellungen kaum mehr möglich macht". Eine große Sorge ist die Tatsache, daß die wissenschaftliche Leistung, insbesondere am klinischen Material gegenüber der experimentellen Forschungsrichtung wenig gewertet wird. Gerade in der Psychiatrie müssen „bestimmte Bezüge des Fachgebietes, etwa zu den Geisteswissenschaften hin darüber nicht vernachlässigt werden". „Eine eher anthropologisch orientierte Psychiatrie empfinde ich nicht als einen Gegenpol zu biologisch orientierter Psychiatrie."

Augenklinik (G. Naumann)

Wesentliche Fortschritte in der Ophthalmologie hat die Linsenimplantatchirurgie, die Glaskörperchirurgie, die thermische Argon-Lasertherapie der chronischen Offenwinkelglaukome gebracht. Auch andere Formen der Lasertherapie bringen täglich Neues! Hier ist insbesondere die Photolaserkoagulation bei Netzhauterkrankungen, bei chronischen Glaukomen zu nennen. Neben der Glaskörperchirurgie ist auch die Chirurgie des Ciliarkörpers möglich. Ferner spricht man von der „nicht mehr mechanischen Chirurgie" der „Cataracta secundaria" (Q switch TAG-Laser) und der nichtmechanischen Chirurgie der Kornea, z.B. mit dem Excimer-Laser.

Für die nächste Zukunft sind wesentliche Fortschritte durch die quantitative Bildanalyse insbesondere des Sehnervenkopfes mit der Differentialdiagnose okulärer Hypertension, chronischer Glaukome zu erwarten.

Fortschritte sind ferner zu erwarten durch die Kontrolle der intraokularen Neovaskularisation, durch die Synthese von Biomaterialien, z.B. zum Einsatz der Hornhauttransplantationen.

Hals-Nasen-Ohrenheilkunde (M. E. Wigand)

„Das HNO-Fach ist gegenüber seinem Status gegen Kriegsende nicht mehr wieder zu erkennen: Funktionelle Rehabilitation nach Traumen, bei Mißbildungen und nach großzügigen Tumorabtragungen in Rachen und Halsbereich, sowie von funktionell hochwichtigen Vorgängen (Atmen, Schlucken, Sprechen), ferner auch ästhetische Verbesserungen kennzeichnen die heutige „Head and Neck surgery".

Die größten Fortschritte sind erbracht worden durch die Operationsmöglichkeit zur Gehörverbesserung, z.B. bei der Otosklerose und durch die endoskopische Diagnostik, sowie die funktionelle Kehlkopfchirurgie.

Ferner wurde die objektive Audiometrie (Keidel) klinisch ausgenutzt mit akustisch evozierten Emissionen des Innenohrs, die dann eine funktionelle Behandlung von Stimm- und Sprachveränderung ergaben. Schließlich Besserungen und große Entwicklungen auf dem Gebiet der plastischen Chirurgie.

Sorgen: Überwuchernder Einfluß der Administration. Hohe Studentenzahl. Die Wissenschaft ist zeitlich und effektiv verdrängt durch zu hohe Behandlungszahlen, vor allem der „vermeidbaren Krebse".

Die Regelung „ohne Arbeitsvertrag keine Tätigkeit" hat wertvolle Freiheitsgrade beschnitten, nach Wahl zu hospitieren, wo es sich lohnt.

Zahnerhaltung und Parodontologie (A. Kröncke)

Die wichtigsten Errungenschaften beziehen sich auf die Grundlagen und die praktische Beherrschung, zahnharte Substanzen mit Kunststoffen fest und dauerhaft zu verbinden. Ferner auf die objektive Messung der Festigkeit eines Zahnes im Kieferknochen und der ersten pathologischen Veränderung einschließlich Umsetzung in ein praktikables diagnostisches Verfahren (z.B. Periotest). Hier spielt die Beherrschung der biologischen und funktionellen Situation von Zahnimplantaten besonders im Hinblick auf die besonderen Merkmale der funktionellen Beanspruchung und der biologischen Situation eine Rolle (offenes Implantat).

Die Sorge betrifft die Forschung, die mit Ausnahme zweckgerichteter Industrieforschung praktisch nur an den Hochschulen betrieben wird und hier durch politische Entscheidungen zugunsten vielfach überzogener Ausbildungskapazität über Gebühr erschwert oder zurückgedrängt wird: Zu wenig Forschung und zu wenig gute Forscher.

Zahn-Prothetik (M. Hofmann)

Fortschritte sind auf physiologischem Gebiet zu verbuchen: Erkenntnis der Okklusion der Zahnreihe für die Eufunktion des Kauvorganges, die Biomechanik der partiellen Prothesen, ausgeglichene Belastungsverteilung zwischen Parodontium, Prothesenlager, Abstimmung der Prothesen auf die (analysierte) Wirkung der perioralen Muskeln, enossale Implantate unter Verwendung bioinerter und bioaktiver Wirkstoffe (Vitetan).

Die Entwicklung der Werkstoffe, vor allem in Hinblick auf die Bioverträglichkeit, den festen Sitz und die Ästhetik.

Kieferchirurgie (E. Steinhäuser)

Größte Errungenschaften bestehen in den stabilen Fragmentfixationen nach Trauma und nach Osteotomien mit Platten und Schrauben aus rostfreiem Stahl und aus Titan. Geweberersatz bei Defekten nach Tumorresektionen durch mikrochirurgisch angeschlossene Transplantate, wobei Hautareale, aber auch Muskelhautlappen sowie Anteile des Omentum frei transplantiert und anastomosiert werden. Fortschritt bedeutet auch der Knochenersatz durch Hydroxylapatit in verschiedenen Anwendungsformen.

Weitere Probleme bestehen in der Prophylaxe und der Verhinderung von angeborenen Gesichtsmißbildungen, insbesondere Lippen-Kiefer-Gaumenspalten.

Kieferorthopädie (A. Fleischer-Peters)

Es scheint nur ein kleiner Fortschritt, jedoch ein solcher von fundamentaler Bedeutung zu sein: Beginn der Behandlung von Lippen-Kiefer-Gaumenspalten und anderen Behinderungen unmittelbar nach der Geburt. Dadurch wird eine günstigere Ernährung und bessere Entwicklungsbedingung geschaffen und die morphologischen Voraussetzungen für den chirurgischen Verschluß der Spalte werden deutlicher. Dazu ist eine psychologische Hilfestellung für die Eltern nötig.

Bei verschiedenen Mißbildungen kann durch kieferorthopädische Maßnahmen eine Lebensbedrohung beseitigt werden (z.B. Pierre-Robin-Syndrom). Bei mongoloiden und spastisch behinderten Kindern wird durch Anbahnung des Schluckaktes eine wesentliche Verbesserung der Ästhetik, der Kaufunktion und eine Normalisierung des pathologischen Speichelträufelns erreicht. Ganz entscheidende diagnostische Fortschritte haben sich durch die Anwendung der Computertomographie ergeben.

Sorgen: Die Behandlungsmöglichkeiten aufgebaut auf den modernen Erkenntnissen sind sehr personal- und zeitintensiv (psychologische Führung, Aufzeigen der Behandlungsmöglichkeiten, Hinweise auf die Prognose, Unterweisung im Füttern, Anpassen der Plättchen bei Neugeborenen usw.). Die Aufstockung des Personalstandes stößt auf taube Ohren.

Literatur

Abderhalden E (1947) Alloxandiabetes. Zschr Vitamin-Hormon-Fermentforschung 1: 191–198

Albrecht E (1903) Über trübe Schwellung und Fettdegeneration. Verh Deutsch Ges Path 6: 63–71

Altmann H-W (1955) Allgemeine morphologische Pathologie des Cytoplasmas. Die Pathobiosen. In: Büchner F, Letterer E, Roulet F: Handbuch der Allgemeinen Pathologie. 2. Bd, Die Zelle. l. Teil Das Cytoplasma. Springer Verlag, Berlin Göttingen Heidelberg

Altmann H-W (1992) Virchow in Würzburg. Verh Deutsche Ges Pathol 76:XLV–LXVI

Andral G (1829) Grundriß der pathologischen Anatomie (aus dem Französischen übersetzt und mit einer Einleitung, Bemerkungen und Zusätzen herausgegeben von FW Becker). Leopold Voss, Leipzig

Aschoff L (1908) Über die Wirkungen des Sonnenlichtes auf den Menschen. Speyer & Kaerner, Freiburg Leipzig

Aschoff L (1908) Über den Glykogengehalt des Reizleitungssystems des Säugetierherzens. Verhandl Deutsche Pathol Ges 12:150–153

Aschoff L (1910) Referat über die Herzstörungen in ihren Beziehungen zu den spezifischen Muskelsystemen des Herzens. Verhandl Deutsche Pathol Ges 14:3–35

Aschoff L (1914) Eröffnungsansprache. Verhandl Deutsche Pathol Ges 17:1–3

Aschoff L (1915) Krankheit und Krieg. Eine akademische Rede. Speyer & Kaerner, Freiburg Leipzig

Aschoff L (1917) Weshalb kommt es zu keiner Verständigung über den Krankheits- und Entzündungsbegriff? Berliner Klin Wschr 3:51–54

Aschoff L (1921) Virchows Lehre von den Degenerationen (passiven Vorgängen) und ihre Weiterentwicklung. Virchows Archiv path Anat 235:153–185

Aschoff L (1921) Zur Begriffsbestimmung der Entzündung. Zieglers Beitr path Anat 68:1–21

Aschoff L (1921) Pathologische Anatomie. In: Schjerning O v (Hrsg) Handbuch der Ärztlichen Erfahrungen im Weltkriege 1914/1918. Joh Ambr Barth, Leipzig

Aschoff L (1922) Über Entzündungsbegriffe und Entzündungstheorien. Münch med Wschr 69:935–936

Aschoff L (1923) Über die Entzündung. Die Naturwissenschaften 2:641–644

Aschoff L (1924) Das reticulo-endotheliale System. Ergebn Inn Med Kinderheilk 26:1–118

Aschoff L (1925) Aphorismen zum Entzündungsbegriff. Münch med Wschr 72:627–628

Aschoff L (1925) Vorträge über Pathologie gehalten an den Universitäten und Akademien Japans im Jahre 1924. Gustav Fischer, Jena

Aschoff L (1927) Systemmißbildungen am Mesenchym. Roux´ Archiv Entwicklungsmechanik 112, 411–416, Gustav Fischer Jena

Aschoff L (1938) Zur normalen und pathologischen Anatomie des Greisenalters. Urban & Schwarzenberg, Berlin Wien

Aschoff L (1938) Über Gasoedeme. Veröffentl aus der Konstitutions- und Wehrpathologie 9 Heft 42

Aschoff L, Tawara S (1906) Die heutige Lehre von den pathologisch-anatomischen Grundlagen der Herzschwäche. Kritische Bemerkungen auf Grund eigener Untersuchungen. Gustav Fischer, Jena

Axenfeld H, Brass K (1943) Klinische und bioptische Untersuchungen über den sogenannten Ikterus catarrhalis. Frankf Zeitschr Pathol 57:147–236

Axenfeld H, Brass K (1944) Weitere Beiträge zur Morphologie und Pathogenese der Hepatitis epidemica insbesondere zur Frage der Hepatitis epidemica sine iktero. Frankf Zeitschr Pathol 58:220–238

Bässler R (1990) Verständigung und Verständnis zwischen Pathologen und Klinikern. Hess Ärzteblatt 51:418–422

Banting FG, Best CH (1922) Pancreatic Extracts in the Treatment of Diabetes mellitus. Canad Med Assoic 12:141

Bargmann W (1950) Diskussionsbemerkung. Verhandl Dtsch Ges Pathol 33:113

Bargmann W, Doerr W (1963) Das Herz des Menschen. Georg Thieme Verlag, Stuttgart

Bauer A (1993) Historia magistra – Historia ministra pathologiae? Zur Rolle der Historiographie in der Pathologie. Entwicklungen und Tendenzen. Würzburger medizinhistorische Mitteilungen 11:59–76

Bauer KH (1920) Über Osteogenesis imperfecta. Zugleich ein Beitrag zur Frage einer allgemeinen Erkrankung sämtlicher Stützgewebe. Deutsch Zeitschr Chir 154:166ff.

Bauer KH (1920) Über Identität und Wesen der sogenannten Osteopsathyrosis idiopathica und Osteogenesis imperfecta. Zugleich ein Beitrag zur Konstitutionspathologie chirurgischer Krankheiten. Deutsch Zeitschr Chir 160:289–351

Bauer KH (1949) Das Krebsproblem. Einführung in die allgemeine Geschwulstlehre. Springer Verlag, Berlin Göttingen Heidelberg

Bayliss WM, Starling EH (1902) The Mechanism of Pancreatic Secretion. J Physiol 28:325–353

Bayliss WM, Starling EH (1903) On the Uniformity of Pancreatic Mechanism in Vertebrata. J Physiol 29:174

Becker V (1979) Carl Ruge. 100 Jahre Stückchendiagnose. Arch Gynäcol 227:193–204

Becker V (1986) Die klinische Obduktion. Not und Notwendigkeit. Perimed Verlag, Erlangen

Becker V (1993) Dissipative Prozesse und Pathogenese. In: Becker V, Schipperges H (Hrsg) Entropie und Pathogenese. Interdisziplinäres Kolloquium der Heidelberger Akademie der Wissenschaften. Springer Verlag, Berlin Heidelberg New York

Becker V (1993) Ärztliche Pathologie. Der Pathologe 14:299–301

Becker V (1994) Was ist Pathologie? Sitzungsber Physikalisch-Medizin Sozietät Erlangen NF Bd 4, Heft 2

Becker V (1995) Der heutige Krankheitsbegriff. In: Becker V, Schipperges H (Hrsg) Krankheitsbegriff, Krankheitsforschung, Krankheitswesen. Veröffentlichungen Forschungsstelle Theoretische Pathologie Springer Verlag

Becker V, Brandt G, Brunner P, Kaduk B, Rösch W, Stolte M, Thierauf P (1977) Todesursache als Summationsphänomen. Therapiewoche 27:8811–8822

Becker V, Schipperges H (Hrsg) (1993) Entropie und Pathogenese. Interdisziplinäres Kolloquium der Heidelberger Akademie der Wissenschaften. Veröffentl Forschungsstelle Theoretische Pathologie. Springer Verlag, Berlin Heidelberg New York

Beitzke H (1923) Über den Entzündungsbegriff. Ergebn Allg Path pathol Anat 20/II:344–368

Beneke FW (1878) Die anatomischen Grundlagen der Constitutionsanomalien des Menschen. Marburg

Bennhold H (1922) Eine spezifische Amyloidfärbung mit Kongorot. Münch med Wschr, S 1537–1538

Bleker J (1981) Die Naturhistorische Schule 1825–1845. Ein Beitrag zur Geschichte der klinischen Medizin in Deutschland. Medizin in Geschichte und Kultur Bd 13. G. Fischer Verlag, Stuttgart New York

Bleyl U (1971) Pathomorphologie und Pathogenese des Atemnotsyndroms. Verhandl Deutsch Ges Pathol 55:39–72

Bleyl U (1980) Ansatzpunkte einer theoretischen Pathologie des Kreislaufs. In: Becker V, Goerttler K, Jansen HH (Hrsg) Konzepte der Theoretischen Pathologie. Springer Verlag, Berlin Heidelberg New York

Bleyl U, Büsing CM (1969) Disseminierte intravasale Gerinnung und perinataler Schock. Verhandl Deutsch Ges Pathol 53:495–501

Böhmig R (1954) Zur Pathologie der Endokarditis. Verhandl Deutsch Ges Kreislaufforschung S 159–176

Böhmig R, Klein P (1953) Pathologie und Bakteriologie der Endokarditis. Springer Verlag, Berlin Göttingen Heidelberg

Borst M (1902) Die Lehre von den Geschwülsten. J. F. Bergmann Verlag, Wiesbaden

Borst M (1912) Versuche zur Transplantation von Gelenken. Verhandl Deutsch Pathol Ges 15:307–315

Borst M (1924) Allgemeine Pathologie der malignen Geschwülste. S. Hirzel, Leipzig

Borst M (1929) Paul Ernst zum siebzigsten Geburtstage. Klin Wschr. 81:103

Brunner P, Haub K, Helm M (1991) Pathologische Fachperiodika in Deutschland: Quantitative Analyse publizierter Arbeiten von 1894–1989. Der Pathologe 12:98–101

Buchborn E (1981) Die Pathologie im Spiegel der Klinik. Der Pathologe 2:129–133

Büchner F (1932) Die Rolle des Herzmuskels bei der Angina pectoris. Zieglers Beitr path Anat 89:644–667

Büchner F (1939) Die Coronarinsuffizienz. Kreislaufbücherei Band 3. Steinkopff Verlag, Dresden

Büchner F (1942) Ludwig Aschoff †. Klin Wschr 21:698–700

Büchner F (1942) Ludwig Aschoff †. Forsch und Fortschr 18 Nr. 31/32

Büchner F (1948) Die allgemeine Pathologie des Stoffwechsels. Allgemeine Pathologie der Zell- und Gewebsatmung. Fiat Review: Naturforschung und Medizin in Deutschland, Bd 70, 1939–1946

Büchner F (1966) Ludwig Aschoff zum Gedenken an seinen 100. Geburtstag (10. 1. 1866–24. 6. 1942). Verhandl Deutsch Ges Pathol 50:475–489

Büchner F (1975) Hypoxie. Beiträge aus den Jahren 1932–1972. Springer Verlag, Berlin Heidelberg New York

Busch R (1990) Über die Geschichte der zystischen Fibrose. Biol Rundsch 28:271–274

Catel W (1979) Medizin und Intuition. Versuch einer Analyse. Georg Thieme Verlag, Stuttgart

Chiari H (1900) Die pathologische Anatomie im 19. Jahrhundert und ihr Einfluß auf die äußere Medicin. Verhandl Ges deutsch Naturf und Ärzte 72:71–114

Christeller E (1924) Eine neue einfache Methode zur normalen und pathologischen Histotopographie der Organe. Virchows Arch path Anat 252:783–794

Christian P (1969) Medizinische und philosophische Anthropologie. In: Büchner F, Letterer E, Roulet F: Handbuch der Allgemeinen Pathologie. Bd 1: Prolegomena einer Allgemeinen Pathologie. Springer Verlag, Berlin Heidelberg New York

Cohnheim J (1882) Vorlesungen über Allgemeine Pathologie. August Hirschwald, Berlin

Cullen TS (1895) A Rapid Method of Making Permanent specimens from Frozen Sections by the Use of Formalin. Johns Hopkins Hosp Bull p 67

Cullen TS (1897) A Rapid Method of Making Permanent Specimens from Frozen Sections by the Use of Formalin. Johns Hopkins Hosp Bull pp 108–109, 216–218

Curtius F (1959) Individuum und Krankheit. Grundzüge einer Individualpathologie. Springer Verlag, Berlin Göttingen Heidelberg

Dhom G (1990) Erste Schritte zu einer chirurgischen Pathologie im 19. Jahrhundert. Verhandl Deutsch Ges Pathol 74:620

Dhom G (1994) Die Krebszelle und das Bindegewebe. Ein historischer Rückblick. Der Pathologe 15:271–278

Döderlein G (1939) Max Borst 70 Jahre. Deutsches Ärzteblatt Heft 48

Doerr W (1950) Morphogenese und Korrelation chirurgisch wichtiger angeborener Herzfehler. Ergebn Chirurgie 36:1–92

Doerr W (1951) Herzmuskelveränderungen bei Haemochromatose. Verhandl Deutsch Ges Pathol 34:266–271

Doerr W (1951) Über die Ursachen bestimmter Formen sogenannter kardialer Rechtsinsuffizienz. Zeitschr Kreislaufforsch 40:92–99

Doerr W (1952) Pathologische Anatomie typischer Grundformen angeborener Herzfehler. Mschr Kinderheilk 100:107–117

Doerr W (1954) Fortschritte auf dem Gebiete der pathologischen Anatomie der operativ korrigierbaren Herzfehler. Deutsch med Wschr 79:349–354

Doerr W (1955) Der Wandel klassischer Krankheitsbilder unter chemischer und antibiotischer Therapie. Verhandl Deutsch Ges Pathol 39:17–73

Doerr W (1956) Robert Rössle 80 Jahre alt. Deutsch med Journ 7:524–532

Doerr W (1957) Über Entzündung und Degeneration. Deutsch med Wschr 82:6856–691

Doerr W (1959) Histopathologie des Reizbildungs- und Reizleitungssystems. Verhandl Deutsch Ges Inn Med 65:459–496

Doerr W (1963) Perfusionstheorie der Arteriosklerose. Georg Thieme Verlag, Stuttgart

Doerr W (1964) Prinzipien der Pathogenese angeborener und erworbener Herzfehler. Schweiz med Wschr 94:1097–1103, 1129–1134

Doerr W (1967) Entzündliche Erkrankungen des Myokard. Verhandl Deutsch Ges Pathol 51:67–99

Doerr W (1969) Normale und pathologische Anatomie des reizbildenden und erregungsleitenden Gewebes. Verhandl Deutsch Ges Kreislaufforschung 35:1–36

Doerr W (1970) Allgemeine Pathologie der Organe des Kreislaufes. Handbuch der Allgemeinen Pathologie III/4.Teil, S 205– 55. Springer Verlag, Berlin Heidelberg New York

Doerr W (Hrsg) (1976) Herwig Hamperl: Robert Rössle in seinem letzten Lebensjahrzehnt (1946–1956). Veröffentl Forschungsstelle Theoret Pathologie der Heidelberger Akademie der Wissenschaften, Suppl 1/1976. Springer Verlag, Berlin Heidelberg New York

Doerr W (1978) Arteriosclerosis Without End. Principles of Pathogenesis and an Attempt at a Nosologic Classification. Virchows Arch A Path Anat and Histol. 380:91–106

Doerr W (1979) Was ist Theoretische Pathologie? In: Doerr W, Schipperges H (Hrsg):Was ist Theoretische Pathologie? Springer Verlag, Berlin Heidelberg New York

Doerr W (1992) Über wenig beachtete Pioniertaten eines Pathologen der Jahrhundertwende. Erinnerungen an Richard Thoma. Arzt und Krankenhaus 11:405–411

Doerr W, Holldack K (1947) Über das Myxödemherz. Virchows Arch path Anat 315: 655–671

Doerr W, Köhn K, Jansen HH (1957) Gestaltwandel klassischer Krankheitsbilder. Springer Verlag, Berlin Göttingen Heidelberg

Doerr W, Schiebler TH (1963) Pathologische Anatomie des Reizleitungssystems. In: Barg-
    mann W, Doerr W: Das Herz des Menschen, Bd 2. Georg Thieme Verlag, Stuttgart
Doljanski L, Roulet F (1933) Studien über die Entstehung der Bindegewebsfibrille. Vir-
    chows Archiv path Anat 291:260–320
Ehrich, WE (1956) Die Entzündung. Handbuch der Allgemeinen Pathologie Bd 7, 1. Teil
    Reaktionen. Springer Verlag, Berlin Göttingen Heidelberg
Eppinger H (1948) Die Permeabilitätspathologie als Lehre vom Krankheitsbeginn. Sprin-
    ger Verlag, Wien
Ernst P (1896) Ein verhornender Plattenepithelkrebs des Bronchus: Metaplasie oder
    Aberration? Zieglers Beitr path Anat 20:155–178
Ernst P (1921) Virchows Cellularpathologie einst und jetzt. Virchows Arch path Anat 235:
    52–151
Ernst P (1926) Das morphologische Bedürfnis. Die Naturwissenschaften 14:1075–1080
Ernst P (1925) Die Degeneration und die Nekrose (Stoffwechselstörungen – Dystrophie).
    In: Bethe-Bergmann: Handbuch der normalen und pathologischen Physiologie Bd V,
    S 1245
Ernst P (1934) Epochen der Medizin seit 75 Jahren. Zangger-Festschrift, Zürich
Fanconi G, Uehlinger E, Knauer C (1936) Das Coeliakiesyndrom bei angeborener zysti-
    scher Pankreasfibrose und Bronchiektasen. Wien med Wschr 86:753
Feyrter F (1953) Über die peripheren endokrinen (parakrinen) Drüsen des Menschen.
    Maudrich Verlag, Wien
Fischer B (1906) Über experimentelle Erzeugung von Epithelwucherung und Epithelme-
    taplasie. Verhandl Deutsch Pathol Ges 10:20–22
Fischer B (1906) Über die Entstehung und das Wachstum bösartiger Geschwülste. Ver-
    handl Deutsch Pathol Ges 10:22–25
Fischer B (1906) Die experimentelle Erzeugung atypischer Epithelwucherungen und die
    Entstehung bösartiger Geschwülste. Münch med Wschr 53:2041–2047
Fischer B (1924) Der Entzündungsbegriff. Verlag J. F. Bergmann, München
Fischer-Wasels B (1928) Reizbegriff und Krebsbildung. Schweiz med Wschr 58:864
Fischer-Wasels B (1938) Grundsätzliches über Funktionsstörungen der Kreislaufperiphe-
    rie. Verhandl Deutsch Ges Kreislaufforschung XI:205–221
Fischer H (1981) Erfahrungen deutscher Pathologen im Kriege 1939–1945. Georg Thieme
    Verlag, Stuttgart New York
Fischer W, Gruber GB (1949) Fünfzig Jahre Pathologie in Deutschland. Georg Thieme
    Verlag, Stuttgart
Freud S (1991) Die Fixierung an das Trauma. Das Unbewußte. In: Freud S: Vorlesungen
    zur Einführung in die Psychoanalyse. Fischer Verlag, Frankfurt
Froboese C (1929) Paul Ernst zum 70. Geburtstag. Deutsch med Wschr Heft 17
Froboese C (1938) Paul Ernst zum Gedächtnis. Deutsch med Wschr, S 459
Froboese C (1938) Die Pathologische Anatomie des Einzelfalles. In: Adam C, Curtius F:
    Individualpathologie. Gustav Fischer Verlag, Jena
Gerlach J (1854) Handbuch der allgemeinen und speziellen Gewebelehre des menschli-
    chen Körpers für Ärzte und Studierende. Verlag Eduard Janitsch, Mainz
Gerlach J (1858) Mikroskopische Studien aus dem Gebiete der menschlichen Morpholo-
    gie. Ferdinand Enke Verlag, Erlangen
Gerlach W (1923) Studien über hyperergische Entzündung. Virchows Arch path Anat 247:
    294–361
Gierke E v (1905) Das Glykogen in der Morphologie des Zellstoffwechsels. Gustav Fischer
    Jena

Goerttler K (1954) Durchströmungsversuche an Glasmodellen embryonaler Herzanlagen. Verhandl Deutsch Ges Pathol 38:220–223

Goerttler K (1955) Über Blutstromwirkung als Gestaltfaktor für die Entwicklung des Herzens. Zieglers Beitr path Anat 115:33–56

Goerttler K (1956) Hämodynamische Untersuchungen über die Entstehung der Mißbildungen des arteriellen Herzendes. Virchows Arch path Anat 328:391–420

Goerttler K (1958) Normale und pathologische Entwicklung des menschlichen Herzens. Georg Thieme Verlag, Stuttgart

Goerttler K (1960) Normale und pathologische Entwicklung des Herzens einschließlich des Reizleitungssystemes. Thoraxchirurgie 7:469

Goerttler K (1963) Die Mißbildungen des Herzens und der großen Gefäße. In: Bargmann W, Doerr W: Das Herz des Menschen. Bd 1. Georg Thieme Verlag, Stuttgart

Gräff S (1918) Pathologisch-anatomische Beiträge zur Pathogenese des Typhus abdominalis (Eberth). Deutsch Arch Klin Med 125:352–414

Grawitz P (1892) Über die schlummernden Zellen des Bindegewebes und ihr Verhalten bei progressiven Ernährungsstörungen. (Virchows) Arch path Anat 127:96–121

Gross R (1988) Intuition. Deutsch Ärztebl 85:28–29

Gross R (1990) Allgemeines über Fehldiagnosen. Internist (Berlin) 30:221–223

Gross R, Fischer R (1980) Fehldiagnosen: Bedeutung – Umfang – Ursachen. Diagnostik 7: 117–121

Gross W (1929) Paul Ernst zu seinem siebzigsten Geburtage am 26. April 1929. Forsch Fortschr 5:142–143

Grote LR (1927) Die Medizin der Gegenwart in Einzeldarstellungen. Bd 6. Gustav Hauser. Felix Meiner Verlag, Leipzig

Gruber GB (1950) Martin Benno Schmidt 23. VIII. 1863–27. XI. 1949. Zentralbl Allg Path pathol Anat 86:49–57

Guardini R (1925) Der Gegensatz. Versuche zu einer Philosophie des Lebendig-Konkreten. Der Werkkreis. Matth. Grünewald Verlag, Mainz

Hart C (1922) Konstitution und Disposition. Ergebn Allg Path pathol Anat 20/I:1–435

Hamperl H (1959) Definition and Classification of the so-called carcinoma in situ. In: Wolstenholme GE, O'Connor M: Cancer of the Cervix. Diagnosis of early Forms. Ciba Foundation Study Group 3. Churchill London

Hauser G (1883) Das chronische Magengeschwür. Sein Vernarbungsprozess und dessen Beziehungen zur Entwicklung des Magencarcinoms. F. C. W. Vogel, Leipzig

Hauser G (1890) Das Cylinderepithel-Carcinom des Magens und des Dickdarms. Gustav Fischer Jena

Hauser G (1892) Ein Beitrag zur Lehre von der pathologischen Fibringerinnung. Deutsch Arch klin Med 50:363–380

Hauser G (1895) Konrad Zenkers Untersuchungen über intravasculäre Fibringerinnung bei der Thrombose. Sitzungber Physikalisch-medizinische Societät in Erlangen 27:1–5

Hauser G (1910) Über die Konservierung von Thorax-Gefrierschnitten nach der Kaiserlingschen Methode. Verhandl Deutsch Pathol Ges 14:286–288

Hauser G (1913) Die Zenkersche Sektionstechnik. Gustav Fischer Jena

Hering HE (1910) Die Herzstörungen in ihren Beziehungen zu den spezifischen Muskelsystemen des Herzens. Verhandl Deutsch Pathol Ges 14:36–63

Hermanek P, Bünte H (1972) Die intraoperative Schnellschnittuntersuchung. Methode und Konsequenzen. Urban und Schwarzenberg, München Berlin Wien

Heubner W (1922) Über Pathobiose. Nachrichten kgl Ges Wissenschaften Göttingen, mathem-naturw Klasse

Hieronymi G (1954) Ein Beitrag zur Kenntnis der Melanosis coli. Zentralbl Path 91:428–433

Hintzsche E (1943) Die Entwicklung der histologischen Färbetechnik. Ciba Zeitschrift 8 Nr. 88

Hort W, Frenzel H, Lange P, Tezuka F (1895) Rückbildung der Herzhypertrophie. In: Mall G, Otto HF (Hrsg) Herzhypertrophie. Springer Verlag, Berlin Heidelberg New York Tokyo

Hueck W (1923) Ist die moderne Pathologie noch Zellularpathologie? Die Naturwissenschaften ll:141–149

Hueck W (1929) Sind Deutungen, die der Einbildungskraft entsprungen sind, in der Morphologie berechtigt? (Ein offener Brief zum 70. Geburtstag des Herrn Geh.-Rat Otto Lubarsch). Virchows Arch path Anat 275:278–287

Hueck W (1934) Eröffnungsansprache. Verhandl Deutsch Pathol Ges 27:1–6

Hueck W (1948) Morphologische Pathologie. Georg Thieme Verlag, Leipzig

Hueck W (1950) Max Borst (19. 11. 1869 – 19. 10. 1946). Verhandl Deutsch Ges Pathol 32: 422–431

Illig L (1961) Die terminale Strombahn. Pathologie und Klinik in Einzeldarstellungen, Bd X. Springer Verlag, Berlin Heidelberg New York

Jacobs HR (1937) Hypoglycemic Action of Alloxan. Proc Soc Exper Biol Med 37:407–409

Jores L (1920) Einwände gegen den Aschoffschen Entzündungsbegriff. Frankf Zeitschr Path 23:333–342

Kalbfleisch HH (1947) Wandlungen in den Grundlagen der Pathologie. Das Deutsche Gesundheitswesen 12:372–378

Kalbfleisch HH (1954) Allgemeine Relationspathologie. Herausgegeben von P. Scheid. Theodor Steinkopff Verlag, Dresden und Leipzig

Keidel WD (1989) Biokybernetik des Menschen. Wissenschaftl Buchgesellsch Darmstadt

Kirch E (1921) Über gesetzmäßige Verschiebungen der inneren Größenverhältnisse des normalen und pathologisch veränderten menschlichen Herzens (Habilitationsschrift). Zeitschr Angewandte Anatomie und Konstitutionslehre 7:236–383

Kirch E (1929) Über Größen- und Massenveränderungen der einzelnen Herzabschnitte bei Herzklappenfehlern, insbesondere bei Mitralstenose und Aortenstenose. Verhandl Deutsch Ges Inn Med 41:324

Kirch E (1929/30) Die Beeinflussung des Herzens durch starke körperliche Anstrengungen und durch Sport. Sitzungsber Physikalisch-medizinisch Sozietät Erlangen 61:1–20

Kirch E (1935) Anatomische Grundlagen des Sportherzens. Verhandl Deutsch Ges Inn Med 47

Kirch E (1936) Weitere anatomische und tierexperimentelle Untersuchungen über das Sportherz. Verhandl Deutsch Pathol Ges 29:211–215

Kirch E (1938) Dilatation und Hypertrophie des Herzens. Aktuelle Kreislauffragen. Nauheimer Fortbildungslehrgänge Bd 14

Kirch E (1951) Martin Benno Schmidt zum Gedächtnis. Ber Physik-Med Ges zu Würzburg NF 65:99–109

Klebs E (1878) Über die Umgestaltung der medicinischen Anschauungen in den letzten 3 Jahrzehnten (50. Vers Naturf Ärzte München 1877). F. C. W. Vogel, Leipzig

Klinge F (1933) Der Rheumatismus. Pathologisch-anatomische und experimentell-pathologische Tatsachen und ihre Auswertung für das ärztliche Rheumatismusproblem. Ergebn Allg Path 27

Klinge F (1936) Hyperergie. Deutsch med Wschr 62:209

Klinge F (1937) Allergie und Entzündung. In: Adam C (Hrsg) Normale und krankhafte Steuerung im menschlichen Organismus. Gustav Fischer Jena

Knake E (1950) Über Transplantation von Lebergewebe. Virchows Arch path Anat 319: 321–330

Knake E (1954) Transplantationsversuche mit „abhängigem" und „autonomem" Krebsgewebe. Virchows Arch path Anat 325:586–595

Knoll M, Ruska E (1932) Beitrag zur geometrischen Elektronenoptik I. Ann Physik 12, S 607–640 und 641–661

Kraus F (1919) Die allgemeine und spezielle Pathologie der Person. Klinische Syzygiologie. Berlin

Krehl L (1918) Pathologische Physiologie. F. C. W. Vogel Verlag, Leipzig

Krehl L v (1928) Krankheitsform und Persönlichkeit. Deutsch med Wschr 54:1745–1750

Kretschmer E (1923) Körperbau und Charakter. Springer Verlag, Berlin

Kuhn TS (1973) Die Struktur wissenschaftlicher Revolutionen. Suhrkamp Taschenbuch Wissenschaft, Frankfurt

Kuhn TS (1974) Logik der Forschung oder Psychologie der wissenschaftlichen Arbeit? In: Lakatos I, Musgrave A (Hrsg) Kritik und Erkenntnisfortschritt. Vieweg, Braunschweig

Kuhn TS (1977) Die Entstehung des Neuen. Studien zur Struktur der Wissenschaftsgeschichte. Suhrkamp Taschenbuch 236, Frankfurt

Kuhn TS (1977) Neue Überlegungen zum Begriff des Paradigma. In: Kuhn TS: Die Entstehung des Neuen, S 389–420

Laguesse E (1895) Sur le pancréas du Creuilabre et particuliérement sur le pancréas intrahepatique. Rev Biol Nord France No 10:343

Laguesse E (1896) Sur quelques details de structure du pancreas humain. Compt Soc Biol (Paris) 46:667

Lakatos I, Musgrave A (Hrsg) (1974) Kritik und Erkenntnisfortschritt. Vieweg, Braunschweig

Landsteiner K (1905) Darmverschluß durch eingedicktes Meconium. Pancreatitis. Centralbl Allg Path path Anat 16:903–907

Lennert K (1961) Lymphknoten. In: Henke,Lubarsch,Rössle,Uehlinger: Handb Spez Patholog Anatomie und Histologie. Springer Verlag, Berlin Göttingen Heidelberg

Lennert K (1963) Pathologie der Halslymphknoten. Arch Ohren-, Nasen und Kehlkopfheilk 182:1–124 (Kongreßbericht)

Letterer E (1948) Martin Benno Schmidt zum 85. Geburtstag. Deutsch med Wschr 73: 349–350

Löhlein M (1921) Rudolf Virchow und die Entwicklung der ätiologischen Forschung. Virchows Arch path Anat 235:225–234

Lubarsch O (1921) Biographische Einleitung. (Sonderband: 100 Jahre Rudolf Virchow) Virchows Arch path Anat 235:1–30

Lubarsch O (1921) Virchows Entzündungslehre und ihre Weiterentwicklung bis zur Gegenwart. Virchows Arch path Anat 235:186–211

Lubarsch O (1923) Referat über die Entzündung. Verhandl Deutsch Pathol Ges 19:3–18

Lubarsch O (1924) Zum 250. Band. Rückblicke und Ausblicke. Virchows Arch path Anat 250:1–14

Lubarsch O (1931) Ein bewegtes Gelehrtenleben. Julius Springer Verlag, Berlin

Mackenzie I (1910) Zur Frage eines Koordinationssystems im Herzen. Verhandl Deutsch Pathol Ges 14:90–97

Marchand F (1911) Über die Entzündung. Mediz Klin, Heft 50

Marchand F (1921) Über den Entzündungsbegriff. Virchows Arch path Anat 234:245–299

Marchand F (1923) Felix Marchand. In: Grote LH: Die Medizin der Gegenwart in Selbstdarstellungen, Bd 1. Felix Meiner Verlag, Leipzig

Marchand F (1924) Die örtlichen reaktiven Vorgänge (Lehre von der Entzündung). In: Krehl L, Marchand F (Hrsg) Handb Allg Path 4. Bd, 1. Abt, S 78–649. Verlag S. Hirzel Leipzig

Marquard O (1981) Abschied vom Prinzipiellen. Reclam-Universalbibliothek Nr 7724, Stuttgart

Marquard O (1986) Apologie des Zufälligen. Reclam-Universalbibliothek, Stuttgart

Martius F (1914) Konstitution und Vererbung in ihren Beziehungen zur Pathologie. Julius Springer Verlag, Berlin

Masterman M (1974) Die Natur eines Paradigmas. In: Lakatos I, Musgrave A (Hrsg) Kritik und Erkenntnisfortschritt. Vieweg Braunschweig

Mering J v, Minkowski O (1890) Diabetes mellitus nach Pankreasexstirpation. Arch exp Path Pharm 26:371–387

Metschnikow E (1912) Die Lehre von den Phagozyten und deren experimentelle Grundlagen. Bd 2, S 655–731. In: Kolle W, Wassermann A v: Handb der pathogenen Mikroorganismen

Meyer R (1952) Autobiographie von Dr. Robert Meyer (1864–1947). Türkisches Arch Gynäk Bd 17 Nr 65 und 66

Mönckeberg JG (1908) Untersuchungen über das Atrioventrikularbündel im menschlichen Herzen. Gustav Fischer Jena

Mönckeberg JG (1910) Beiträge zur normalen und pathologischen Anatomie des Herzens. Verhandl Deutsch Pathol Ges 14:64–70

Mönckeberg JG (1921) Das spezifische Muskelsystem im menschlichen Herzen. Ein Beitrag zu seiner Entwicklungsgeschichte, Anatomie, Physiologie und Pathologie. Ergebn Allg Path XIX/II:328–574

Monod J (1970) Zufall und Notwendigkeit. Philosophische Fragen der modernen Biologie. Piper und Co München

Müller E (1948) Martin Benno Schmidt zum 85. Geburtstag. Klin Wschr 26:512

Müller F (1905) Morbus Brightii. Verhandl Deutsch Pathol Ges 9:64–99

Müller J (1838) Über den feinen Bau und die Formen der krankhaften Geschwülste. G. Reimer, Berlin

Müller LR (1931) Über die Seelenverfassung der Sterbenden. Springer Verlag Berlin

Neumann E (1889) Über den Entzündungsbegriff. Zieglers Beitr path Anat 5:347–364

Nordmann M (1933) Kreislaufstörungen und Pathologische Histologie. Verlag Th Steinkopff, Dresden und Leipzig

Orth J (1917) Pathologisch-anatomische Diagnostik nebst Anleitung zur Ausführung von pathologisch-histologischen Untersuchungen. Verlag von August Hirschwald, Berlin

Oswald A (1919) Ueber die Entzündung als kolloid-chemisches Problem. Correspondenz-Blatt Schweizer Ärzte, Heft 19

Papanicolaou GN (1942) New Procedure for Staining Vaginal Smears. Science 95:438

Papanicolaou GN, Traut HF (1943) Diagnosis of Uterine Cancer by the Vaginal Smear. The Commonwealth Fund New York

Pick L (1896) Eine Methode der Schnellanfertigung gefärbter Dauerpräparate für die „Stückchendiagnose". Centralbl Gynäk XX:1016–1022

Pick L (1897) A Rapid Method of Preparing Permanent Sections for Microscopical Diagnosis. Brit med J, p 140–141

Pinder W (1928) Das Problem der Generation in der Kunstgeschichte Europas. Verlag E.A. Seemann, Köln

Popper K (1974) Die Normalwissenschaft und ihre Gefahren. In: Lakatos I, Musgrave A (Hrsg) Kritik und Erkenntnisfortschritt. Vieweg, Braunschweig

Rabl R (1958) Zur Geschichte der Zellforschung im 19. Jahrhundert. Zieglers Beitr path Anat 119:1–12

Recklinghausen Fr D v (1863) Über Eiter- und Bindegewebskörperchen. (Virchows) Arch path Anat 28:157–197

Reitter H (1953) Zur weiteren Nachprüfung der Grundversuche Speranskijs. Deutsch med Wschr 78:1372–1374

Reitter H (1953) Die Speranskijsche Doktrine im Lichte der Nachprüfung ihrer Grundphänomene. Verhandl Deutsch Ges Inn Med, S 99–104

Reitter H, Ritter R (1952) Zur Erzeugung der sog. neuralen Dystrophie nach A. D. Speranskij (Nachprüfung der Versuche zur Neurodystrophie nach Schädigung der Zahnnerven). Z exper Med 119: 559–589

Remak R (1854) Ein Beitrag zur Entwicklungsgeschichte der krebshaften Geschwülste. Deutsche Klinik VI:170–177

Remmele W, Harms D (1968) Zur pathologischen Anatomie des Kreislaufschocks beim Menschen. I. Mikrothrombose der peripheren Gefäße. Klin Wschr 46:352–357

Ribbert H (1904) Geschwulstlehre für Ärzte und Studierende. Verlag Fr. Cohen, Bonn

Ribbert H (1916) Krieg und Krankheit (Rektoratsrede 1916). Verlag Fr. Cohen, Bonn

Ricker G (1912) Grundlinien einer Logik der Physiologie als reiner Naturwissenschaft. Verlag Ferdinand Enke, Stuttgart

Ricker G (1923) Die pathologische Anatomie der frischen, mechanischen Kriegsschädigungen des Hirns und seiner Hüllen. In: Schjerning O v (Hrsg) Handbuch der Ärztlichen Erfahrungen im Weltkriege 1914/1918, Band VIII

Ricker G (1923) Physiologie, Biologie, Pathologie und Medizin. Frankf Zeitschr Path 29: 191–200

Ricker G (1924) Pathologie als Naturwissenschaft. Relationspathologie. Verlag Julius Springer, Berlin

Ricker G (1947) Allgemeine Pathophysiologie von A.D. Speranskij. Hippokrates-Verlag, Stuttgart

Rössle R (1914) Über die Merkmale der Entzündung im allergischen Organismus. Verhandl Deutsch Pathol Ges 17:281–285

Rössle R (1917) Die pathologische Anatomie der Infektionskrankheiten, besonders einiger wichtiger Kriegsseuchen. Jahreskurse Ärzt Fortbildung VIII:15–51

Rössle R (1921) Beiträge zur Kenntnis der gesunden und kranken Bauchspeicheldrüse. Zieglers Beitr path Anat 69:163–184

Rössle R (1923) Referat über Entzündung. Verhandl Deutsch Pathol Ges 19:18–68

Rössle R (1923) Die konstitutionelle Seite des Entzündungsproblems. Schweiz med Wschr 53:1053–1057

Rössle R (1923) Wachstum und Altern. Zur Physiologie und Pathologie der postfetalen Entwicklung. J F. Bergmann Verlag, München

Rössle R (1933a) Allergie und Pathergie. Forschung und Fortschritte 9:165–166

Rössle R (1933b) Allergie und Pathergie (Leyden Vorlesung). Klin Wschr 12:574–581

Rössle R (1935) Die Ausbildung der Pathologen. Verhandl Deutsch Pathol Ges 28:203–215

Rössle R (1936) Die morphologischen Äquivalente der Allergie. Acta Rheumatologica VIII:1–6

Rössle R (1940) Die Pathologische Anatomie der Familie. J Springer Verlag, Berlin

Romeis B (1948) Mikroskopische Technik. Leibniz Verlag, München

Ruska E (1980) The Early Development of Electron Lenses and Electron Microscopy. S. Hirzel Verlag, Stuttgart

Sant'Agnese P di, Darling RC, Perera GA, Shea E (1953) Abnormal Electrolyte Composition of Sweat in Cystic Fibrosis of the Pancreas. Pediatrics 12:459

Schade H (1923) Die Physikochemie der Entzündung. Verhandl Deutsch Pathol Ges 19: 69–80

Schadewaldt H (1979) Geschichte der Allergie. Dustri Verlag, München-Deisenhofen

Scheler M (1947) Die Stellung des Menschen im Kosmos. Nymphenburger Verlagshandlung, München (Nachdruck).

Schiebler TH (1961) Neuere Vorstellungen vom Feinbau des Myokard und des Reizleitungssystems. Münch med Wschr 103:1

Schiebler TH (1962) Über den histochemischen Nachweis von Atmungsfermenten im Reizleitungssystem. Verhandl Anat Ges 57 (1961) Ergänzungsheft zum 111. Band Anat Anzeiger

Schiebler TH, Doerr W (1963) Orthologie des Reizleitungssystems. In: Bargmann W, Doerr W (Hrsg) Das Herz des Menschen. Georg Thieme Verlag, Stuttgart

Schipperges H (1993) Historische Analyse der Krankheitsforschung. In: Becker V, Doerr W, Schipperges H: Krankheitsbegriff und Krankheitsforschung im Lichte der Präsidialansprachen der Deutschen Gesellschaft für Pathologie (1897–1992). Gustav Fischer Stuttgart-Jena

Schjerning O v (Hrsg) (1921) Handbuch der Ärztlichen Erfahrungen im Weltkriege 1914–1918. Verlag Joh. Ambr Barth, Leipzig

Schmidt MB (1904) Referat über Amyloid. Verhandl Deutsch Pathol Ges 7:2–18

Schmidt MB (1928) Einfluß eisenreicher und eisenarmer Nahrung auf Blut und Körper. Gustav Fischer, Jena

Schmidt MB (1938) Paul Ernst, geboren am 26. April 1859, gestorben am 18. Dezember 1937. Zentralbl Allg Path path Anat 69:401–403

Schmincke A (1921) Über lymphoepitheliale Geschwülste. Zieglers Beitr path Anat 68:161–169

Schmincke A (1929) Paul Ernst, emer. Professor der Pathologie in Heidelberg zum 70. Geburtstag. Münch med Wschr, S 674

Schmincke A (1938) Paul Ernst (26. IV. 1859–18. XII. 1937). Verhandl Deutsch Pathol Ges 31:532–537

Schmorl G (1901) Die pathologisch-histologischen Untersuchungsmethoden. Verlag F.C.W. Vogel, Leipzig

Schultz-Brauns O (1931) Die Vorteile des Gefrierschneidens unfixierter Gewebe für die histologische Technik. Centralbl Allg Path path Anat 50:273–277

Schultz-Brauns O (1931) Eine neue Methode des Gefrierschneidens für histologische Schnelluntersuchungen. Klin Wschr 10:113–116

Selberg W (1951) Beiträge zur Anatomie und Pathologie der menschlichen Konstitution. Beitr path Anat 111:165–235

Siebeck R (1949) Medizin in Bewegung. Georg Thieme Verlag, Stuttgart

Siegmund H (1927) Reticuloendothel und aktives Mesenchym. Beihefte zur Medizinischen Klinik XXIII

Siegmund H (1941) Gedanken zur Entwicklung der Pathologie. Zentralbl Allg Path path Anat 78:7–16, 65–75

Siegmund H (1942) Zur pathologischen Anatomie der Hepatitis epidemica (Zugleich als Beispiel für die Grenzen der anatomischen Pathologie). Münch med Wschr, S 463

Siegmund H (1947) Die pathologische Anatomie der Hepatitis epidemica (Als Beispiel für die Situation der anatomischen Pathologie in ihrer Beziehung zur Krankheitsforschung). Klin Wschr, S 833

Simmer HH (1978a) Ostwalds Lehre vom Romantiker und Klassiker. Eine Typologie des Wissenschaftlers. Medizin Histor J 13:277–296

Simmer HH (1978b) Die Entdeckung und die Entdecker des Sekretins. Ein Beitrag zur Wissenschaftsgeschichte und zur Typologie des Forschers. Medizin Welt 29:1991–1996

Simmer HH (1997) Der Berliner Pathologe Ludwig Pick (1863–1944). Eine deutsch-jüdische Biographie. Berlin

Spang K, Gabele A (1950) Über die Nachkriegsendocarditis, eine Sonderform der Endocarditis lenta. Arch Kreislaufforschg 16:52–81

Spatz H (1941) Gehirnpathologie im Kriege. Von den Gehirnwunden. Zentralbl Neurochirurgie 6:162–212

Speranskij AD (1943) A Basis for the Theory of Medicine. New York, International Publishers

Speranskij AD (1950) Grundlagen der Theorie der Medizin (übersetzt von K. R. v. Roques). Verlag Dr. W. Saenger, Berlin

Spohn K (1981) Eröffnungsansprache des Präsidenten. 98. Kongr Dtsch Ges Chirurg. Langenbecks Arch Chir 355 Kongreßbericht

Staemmler M (1937) Referat über Beruf und Krebs. Verhandl Dtsch Pathol Ges 30:188–238

Stegmüller W (1973) Theorie der Erfahrung II. Theorienstruktur und Theoriendynamik. Springer Verlag, Berlin-Heidelberg-New York

Tandler J (1913) Konstitution und Rassenhygiene. Zeitschr Angewandte Anatomie und Konstitutionslehre 1:10–26

Tannenberg J (1925) Experimentelle Untersuchungen über lokale Kreislaufstörungen I. Frankf Zeitschr Path 31:173

Tannenberg J (1925) Die Stase, zugleich Untersuchungen über die Entstehungsbedingungen eines Kollateralkreislaufs. Frankf Zeitschr Path 31:285–350

Tawara S (1906) Das Reizleitungssystem des Säugetierherzens. Gustav Fischer, Jena

Tendeloo NP (1921) Konstellationspathologie und Erblichkeit. Julius Springer, Berlin

Terbrüggen A (1949) Das Problem der sog. degenerativen Prozesse in der pathologischen Histologie. Verhandl Deutsch Ges Pathol 33:37–57

Terbrüggen A (1950) Der Degenerationsbegriff in der Pathologie und der Medizin. Ärztl Forschg 4:1–18

Thiersch C (1865) Der Epithelkrebs namentlich der Haut. Eine anatomisch-klinische Untersuchung. Wilhelm Engelmann, Leipzig

Thoenes W (1989) Eröffnungsrede des Vorsitzenden. Verhandl Deutsch Ges Pathol 73: XLI–LII

Thoma R (1886) Über die Entzündung. Berlin Klin Wschr 23:85–106

Thoma R (1894) Lehrbuch der Allgemeinen pathologischen Anatomie. Stuttgart

Thoma R (1922) Die Entzündungsfrage und die Histophysik. Virchows Archiv path Anat 238:366–391

Thorel C (1910) Über die supraventrikulären Abschnitte des sog. Reizleitungssystemes. Verhandl Deutsch Pathol Ges 14:71–89

Virchow R (1852) Über parenchymatöse Entzündung. (Virchows) Archiv path Anat 4:261–324

Virchow R (1855) Rokitanskys allgemeine pathologische Anatomie. Wien Med Wschr 5: 401–421

Virchow R (1855) Cellular-Pathologie. (Virchows) Arch path Anat 8:3–39

Virchow R (1863) Die krankhaften Geschwülste. Verlag August Hirschwald, Berlin

Virchow R (1865) Gedächtnisrede auf Johann Lucas Schönlein. Verlag August Hirschwald, Berlin

Virchow R (1865) Aus Schönleins Leben. Nachträgliche Mitteilungen. (Virchows) Arch path Anat 33:170–174

Virchow R (1880) Krankheitswesen und Krankheitsursachen. (Virchows) Arch path Anat 79:1–19, 185–228

Virchow R (1884) Die Sektionstechnik im Leichenhause des Charité-Krankenhauses mit besonderer Rücksicht auf gerichtsärztliche Praxis. Verlag August Hirschwald, Berlin

Waldeyer W (1867) Die Entwicklung des Carcinoms I. (Virchows) Arch path Anat 41:470–522

Waldeyer W (1872) Die Entwicklung des Carcinoms II. (Virchows) Arch path Anat 55:67–158

Wedekind G (1952) Die Prognose der akuten rheumatischen Erkrankungen an Hand des Krankengutes der Kinderklinik Düsseldorf in Hinblick auf die Notwendigkeit einer medikamentösen Prophylaxe. Inaug Diss (med), Düsseldorf

Weizsäcker CF v (1977) Der Garten des Menschlichen. Beiträge zur geschichtlichen Anthropologie. Hanser Verlag, München Wien

Weizsäcker V v (1939) Individualität und Subjektivität. In: Adam C, Curtius F (Hrsg) Individualpathologie, S 51–59

Weizsäcker V v (1942) Gestalt und Zeit. Die Gestalt 7. Max Niemeyer, Halle/S

Weizsäcker V v (1951) Der kranke Mensch. Koehler Verlag, Stuttgart

Wendehorst A (1993) Geschichte der Universität Erlangen-Nürnberg 1743–1993. Verlag C.H. Beck, München

Witebsky E, Rose NR, Shulman S (1955) Studies on organ specifity. The serological specifity of thyreoid extract. J Immunol 75:269

Wittern R (1989) Johann Lukas Schoenlein und die Medizin seiner Zeit. Bericht Naturforschende Gesellschaft Bamberg, S 99–118

Wittern R (1991) Kontinuität und Wandel des Arztbildes im Abendland. In: Gessler U, Pilgrim R, Gmelin B: Der Arzt, 8–27. Dustri-Verlag, München Deisenhofen

Wolpers C (1949/50) Elektronenmikroskopische Untersuchungen bei der Degeneration kollagener Fasern. Verhandl Deutsch Ges Pathol 33:57–65

Wolpers CE (1950) Elektronenmikroskopische Untersuchungen zur Pathologie kollagener Fasern. Frankf Zeitschr Pathol 61:417

Yamagira K, Ichikawa K (1921) Experimentelle Studie über die Pathogenese der Epithelgeschwülste I. Mitt. aus dem med.Fac.d.Kaiserl. Japan. Universität zu Tokio 12 (1915) Heft 2 zit. nach Yamagira K. Virchows Arch path Anat 233:235–259

Zahn FW (1895) Ueber einige anatomische Kennzeichen der Herzklappeninsuffizienzen. Verhandl Congress Inn Med, S 351–369

Zenker K (1894) Chromkali-Sublimat-Eisessig als Fixierungsmittel. Münch med Wschr 41:532–534

Zenker K (1895) Über intravasculäre Fibringerinnung bei der Thrombose (nach dem Tode des Verfassers herausgegeben von Gustav Hauser). Zieglers Beitr path Anat 17:448–504

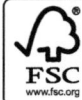

MIX
Papier aus verantwortungsvollen Quellen
Paper from responsible sources
FSC® C105338

If you have any concerns about our products,
you can contact us on
ProductSafety@springernature.com

In case Publisher is established outside the EU,
the EU authorized representative is:
Springer Nature Customer Service Center GmbH
Europaplatz 3, 69115 Heidelberg, Germany

Printed by Libri Plureos GmbH
in Hamburg, Germany